ニュートリションケア 2020年 春季増刊

NutritionCare

JN025170

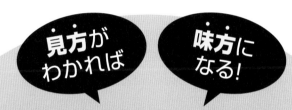

見方がわかれば　味方になる！

栄養指導にいかす検査値の読みとりポイント

WEBでダウンロードできる患者説明シートつき

 監修　東京医科大学腎臓内科学分野主任教授／
東京医科大学病院副院長
菅野義彦

 編集　東京医科大学腎臓内科学分野准教授
長岡由女

東京医科大学病院栄養管理科科長
宮澤靖

 MC メディカ出版

はじめに

　栄養管理を行ううえで、検査値の理解は必須です。臨床において、目の前の患者の体の状態を判断するための重要な要素の一つが検査値です。医師は検査値をどのように解釈し、判断しているのでしょうか？ また、管理栄養士はその医師の判断を受けて、栄養状態をどのようにアセスメントしていくべきでしょうか？

　どのような疾患でどの検査値に注目するのか、なぜ値が上下するのか、なぜ基準範囲内におさまらないのかなど、管理栄養士がその"見方"を知っておかなければ、栄養管理、栄養指導、食事調整はできません。そして、異常値を改善するための適切な方法を患者に伝えるのも管理栄養士の大きな役目です。検査値は、ある一日の体の状態を知るものではなく、推移を比較検討して、再評価し、栄養改善につなげていくために活用するものです。

　本書では、検査項目別に検査値の読み方、考え方の基本を解説します。また、栄養指導で重要な項目は「患者説明シート」を用意しました。こちらは WEB でダウンロードが可能となっています。ぜひ、本書を"味方"につけて、日々の栄養管理にご活用ください。

2020 年 3 月

東京医科大学腎臓内科学分野主任教授／東京医科大学病院副院長
菅野義彦

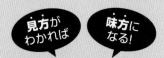

栄養指導にいかす
検査値の読みとりポイント

Contents

第1章／身長と体重と血圧に関する検査

☑患者説明シート

第2章／筋肉量と皮下脂肪量に関する検査

☑患者説明シート

Contents

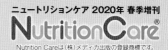

☑ 患者説明シート

第6章 ／ 尿検査

※臨床でよく使う検査項目のみ抜粋して掲載しています。ただし、検査値のみですぐに異常と判断するのではなく、その人の通常の値や測定時の諸条件を考慮して判断してください。

※検査方法、機器の種類、試薬の種類などによって、値は微妙に異なります。基準とされる値も、文献によって多少異なっているため、本書で掲載する数値が絶対的なものではありません。

表紙・本文デザイン／大西由美子（バウスギャラリー）

本文イラスト／中村恵子

監修・編集・執筆者一覧

監 修

菅野義彦　かんの・よしひこ　▶東京医科大学腎臓内科学分野主任教授／東京医科大学病院副院長

編 集

長岡由女　ながおか・ゆめ　▶東京医科大学腎臓内科学分野准教授

宮澤　靖　みやざわ・やすし　▶東京医科大学病院栄養管理科科長

執 筆　（50音順）

荒井誠大　あらい・まさひろ　▶東京医科大学腎臓内科学分野　|第5章|31、32|

家村文香　いえむら・ふみか　▶東京医科大学腎臓内科学分野　|第5章|20、22|

井川紗由美　いかわ・さゆみ　▶東京医科大学病院栄養管理科　|第1章|4|

伊藤明日香　いとう・あすか　▶東京医科大学病院栄養管理科　|第2章|3|

加藤美帆　かとう・みほ　▶東京医科大学腎臓内科学分野　|第4章|3、シート⑦|　|第5章|2、3|

菅野義彦　かんの・よしひこ　▶東京医科大学腎臓内科学分野主任教授／東京医科大学病院副院長
　|第5章|36|　|第6章|1、2|

菊地景子　きくち・きょうこ　▶東京医科大学病院栄養管理科主査　|第2章|1、2、シート③|

木村祐太　きむら・ゆうた　▶東京医科大学腎臓内科学分野　|第5章|23、24|

杉　渉　すぎ・わたる　▶東京医科大学腎臓内科学分野　|第5章|12、14|

杉山恵子　すぎやま・けいこ　▶東京医科大学病院栄養管理科　|第3章|3、4|

鈴木梨江　すずき・りえ　▶東京医科大学腎臓内科学分野助教　|第5章|4、5、6、シート⑨|

武田佳奈子　たけだ・かなこ　▶東京医科大学病院栄養管理科　|第2章|5|

知名理絵子　ちな・りえこ　▶東京医科大学腎臓内科学分野助教
　|第5章|7、8、9、10、11、25、26、シート⑩、⑪、⑫、⑲|

辻本隆史　つじもと・りゅうじ　▶東京医科大学腎臓内科学分野　|第4章|1、2、4、シート⑥|

永井麻梨恵　　ながい・まりえ　▶東京医科大学腎臓内科学分野　　第5章｜25、26、シート⑲

長井美穂　　ながい・みほ　▶東京医科大学腎臓内科学分野講師
　　　　　第4章｜3、シート⑦　　第5章｜2、3、18、19、20、21、22、28、29、30、33、シート⑰、⑱、㉑

長岡由女　　ながおか・ゆめ　▶東京医科大学腎臓内科学分野准教授
　　　　　第4章｜1、2、4、シート⑥　　第5章｜1、4、5、6、23、24、27、31、32、34、35、シート⑧、⑨、⑳

根岸真央人　　ねぎし・まおと　▶東京医科大学腎臓内科学分野　　第1章｜5、6、シート②　　第4章｜5

細川実里　　ほそかわ・みさと　▶東京医科大学病院栄養管理科　　第2章｜5

又村　希　　またむら・のぞみ　▶東京医科大学病院栄養管理科　　第1章｜3、シート①

丸山佳純　　まるやま・かすみ　▶東京医科大学病院栄養管理科　　第1章｜2

水上恵理　　みずがみ・えり　▶東京医科大学病院栄養管理科　　第1章｜1

宮岡良卓　　みやおか・よしたか　▶東京医科大学腎臓内科学分野助教
　　　　　第1章｜5、6、シート②　　第4章｜5　　第5章｜12、13、14、15、16、17、シート⑬、⑭、⑮、⑯

宮澤　靖　　みやざわ・やすし　▶東京医科大学病院栄養管理科科長　　第3章｜1、2、シート⑤

武藤美紀子　　むとう・みきこ　▶東京医科大学病院栄養管理科　　第2章｜4、シート④

森川敦子　　もりかわ・あつこ　▶東京医科大学腎臓内科学分野　　第5章｜28、29、30、シート㉑

吉田洋輔　　よしだ・ようすけ　▶東京医科大学腎臓内科学分野　　第5章｜8、11、シート⑪

※「患者説明シート」はすべて「シート」と省略して表記しています。

本書で使用しているおもな略語一覧

% IBW ｜ percent ideal body weight　標準（理想）体重比

% LBW ｜ percent loss of body weight　体重減少率

% UBW ｜ percent of usual body weight　平常（健常）時体重比

γ-GT ｜ γ-glutamyl transferase　ガンマ・グルタミルトランスフェラーゼ

75gOGTT ｜ 75g oral glucose tolerance test　75g 経口ブドウ糖負荷試験

AC ｜ arm circumference　上腕周囲長

AChE ｜ acetylcholinesterase　アセチルコリンエステラーゼ

ADL ｜ activities of daily living　日常生活動作

AKI ｜ acute kidney injury　急性腎臓病

Alb ｜ albumin　アルブミン

ALP ｜ alkaline phosphatase　アルカリホスファターゼ

ALT ｜ alanine transaminase　アラニンアミノ基転移酵素

AMA ｜ arm muscle area　上腕筋面積

AMC ｜ arm muscle circumference　上腕筋囲長

AMY ｜ amylase　アミラーゼ

ANP ｜ atrial natriuretic peptide　心房性ナトリウム利尿ペプチド

AST ｜ aspartate aminotransferase　アスパラギン酸アミノ基転移酵素

BEE ｜ basal energy expenditure　基礎エネルギー消費量

BMI ｜ body mass index　体格指数

BNP ｜ brain natriuretic peptide　脳性ナトリウム利尿ペプチド

BP ｜ blood pressure　血圧

BT ｜ body temperature　体温

BUN ｜ blood urea nitrogen　血中尿素窒素

CC ｜ calf circumference　下腿周囲長

CCr ｜ creatinine clearance　クレアチニン・クリアランス

CEA ｜ carcinoembryonic antigen　がん胎児性抗原

ChE ｜ cholinesterase　コリンエステラーゼ

CK ｜ creatine kinase　クレアチンキナーゼ

CKD ｜ chronic kidney disease　慢性腎臓病

CNP ｜ c-type natriuretic peptide　C 型ナトリウム利尿ペプチド

Cre ｜ creatinine　クレアチニン

CRP ｜ C-reactive protein　C 反応性蛋白

DIC ｜ disseminated intravascular coagulation　播種性血管内凝固症候群

ECF ｜ extracellular fluid　細胞外液

EE ｜ energy expenditure　エネルギー消費量

(e) GFR ｜ (estimated) glemerular filtration rate　（推算）糸球体濾過量

GA ｜ glycoalbumin　グリコアルブミン

Glu ｜ glucose　グルコース

Hb ｜ hemoglobin　ヘモグロビン

HDL-C ｜ high density lipoprotein cholesterol　HDL コレステロール

HIT ｜ heparin-induced thrombocytopenia　ヘパリン起因性血小板減少症

HR ｜ heart rate　脈拍

HUS ｜ hemolytic uremic syndrome　溶血性尿毒症症候群

IBW ｜ ideal body weight　標準（理想）体重

ICF ｜ intracellular fluid　細胞内液

LDH ｜ lactate dehydrogenase　乳酸脱水素酵素

LDL-C ｜ low density lipoprotein cholesterol　LDL コレステロール

LIP ｜ lipase　リパーゼ

MCH ｜ mean corpuscular hemoglobin　平均赤血球ヘモグロビン量

MCHC ｜ mean corpuscular hemoglobin concentration　平均赤血球ヘモグロビン濃度

MCV ｜ mean corpuscular volume　平均赤血球体積

NST ｜ nutrition support team　栄養サポートチーム

PLT ｜ platelet　血小板

PT ｜ prothrombin time　プロトロンビン時間

PTH ｜ parathyroid hormone　副甲状腺ホルモン

QOL ｜ quality of life　生活の質

RBC ｜ red blood cell　赤血球

RBP ｜ retinol binding protein　レチノール結合蛋白

REE ｜ resting energy expenditure　安静時エネルギー消費量

RQ ｜ respiratory quotient　呼吸商

RTP ｜ rapid turnover protein　回転率の速い蛋白質

T-Bil ｜ total bilirubin　総ビリルビン

TBW ｜ total body water　総水分量

Tcho ｜ total cholesterol　総コレステロール

Tf ｜ transferrin　トランスフェリン

TG ｜ triglyceride　トリグリセリド

TIBC ｜ total iron binding capacity　総鉄結合能

TP ｜ total protein　総蛋白質

TSF ｜ triceps skinfold　上腕三頭筋皮下脂肪厚

TSH ｜ thyroid stimulating hormone　甲状腺刺激ホルモン

TTP ｜ thrombotic thrombocytopenic purpura　血栓性血小板減少性紫斑病

TTR ｜ transthyretin　トランスサイレチン

UA ｜ uric acid　尿酸

UIBC ｜ unsaturated iron binding capacity　不飽和鉄結合能

WBC ｜ white blood cell　白血球

資料ダウンロード方法

本書の「患者説明シート」は、WEB ページからダウンロードすることができます。以下の手順でアクセスしてください。

■メディカ ID（旧メディカパスポート）未登録の場合

メディカ出版コンテンツサービスサイト「ログイン」ページにアクセスし、「初めての方」から会員登録（無料）を行った後、下記の手順にお進みください。

https://database.medica.co.jp/login/

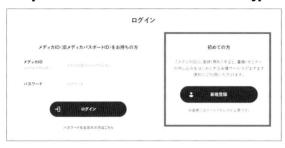

■メディカ ID（旧メディカパスポート）ご登録済の場合

①メディカ出版コンテンツサービスサイト「マイページ」にアクセスし、メディカ ID でログイン後、下記のロック解除キーを入力し「送信」ボタンを押してください。

https://database.medica.co.jp/mypage/

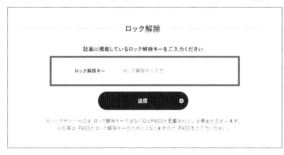

②送信すると、「ロックが解除されました」と表示が出ます。「ファイル」ボタンを押して、一覧表示へ移動してください。

③ダウンロードしたい資料のサムネイルを押すと「ダウンロード」ボタンが表示され、資料のダウンロードが可能になります。

ロック解除キー　nc2020kensa

＊WEB ページのロック解除キーは本書発行日（最新のもの）より 2 年間有効です。有効期間終了後、本サービスは読者に通知なく休止もしくは終了する場合があります。

＊メディカ ID・パスワードの、第三者への譲渡、売買、承継、貸与、開示、漏洩にはご注意ください。

＊ロック解除キーの第三者への再配布、商用利用はできません。データは研修ツール（講義資料・配布資料など）としてご利用いただけます。

＊図書館での貸し出しの場合、閲覧に要するメディカ ID 登録は、利用者個人が行ってください（貸し出し者による取得・配布は不可）。

＊雑誌や書籍、その他の媒体および学術論文に転載をご希望の場合は、当社まで別途お問い合わせください。

＊データの一部またはすべての Web サイトへの掲載を禁止します。

＊ダウンロードした資料をもとに作成・アレンジされた個々の制作物の正確性・内容につきましては、当社は一切責任を負いません。

身長と体重と血圧に
関する検査

1 身長

みずがみ・えり
東京医科大学病院栄養管理科　**水上恵理**

検査からわかること

　身長は、直立したときの足底から頭頂までの垂直距離です。栄養管理において、栄養評価や必要エネルギー量算出などに必須となる計測値です。また、標準（理想）体重や体格指数（BMI）などを算出する際に必要な指標になります。

さまざまな検査方法

　起立可能であれば身長計により測定します。しかし、傷病者や高齢者では、寝たきりや車いす生活など起立困難な状態で、正確な立位身長の計測がむずかしいことが少なくありません。また、脊椎湾曲が高度な患者や、全身の拘縮を認める患者では、身長計測に難渋することもあります。通常の測定方法が困難な場合は、膝高からの推定値（宮澤式 Knee Height 法）[1] や、仰臥位身長を分割して測定する分割法（2 分割、3 分割、4 分割、5 分割、6 分割）、石原式身長測定法、脛骨長の測定などの代替方法があります。

　そのなかでも、寝たきりで計測不可能な場合に信頼度が比較的高いといわれているのは、宮澤式 Knee Height 法です（図）[1,2]。実測値と推定身長による基礎代謝量との誤差は 1 日最大50kcal 程度で信憑性があり、栄養サポートチーム（NST）においても有用なツールであるという報告もあります[3]。

宮澤式 Knee Height 法

　宮澤式 Knee Height 法は、専用膝高計測器を用いて、身長・体重を推定します。計測の際には専用膝高計測器があれば理想的ですが、巻尺などでも計測は可能です。膝高から身長を推定する計算式は、回帰分析法を用いて策定されています。なお、身長の推定には予測変数として膝高のほかに年齢が必須となります。

●測定手順

　被計測者に枕をした状態で仰臥位に寝かせて、患者の利き足ではないほうの足首と膝を90°（直角）に曲げておきます。三角定規などを用いて正確に 90°（直角）であることを確認します。キャリパー（膝高計測器）を踵の下と、膝蓋骨から 5cm のところに固定し、測定します。2 回計測を行い、1 回目と 2 回目の測定誤差が 0.5cm 以内であればその値を採用します。その差が 0.5cm より大きければもう一度計測します。膝高値から推定式を用いて推定身長を算出します。

●膝高値からの身長の推定式 [1]

・男性：64.02 ＋（膝高× 2.12）−（年齢× 0.07）
・女性：77.88 ＋（膝高× 1.77）−（年齢× 0.10）

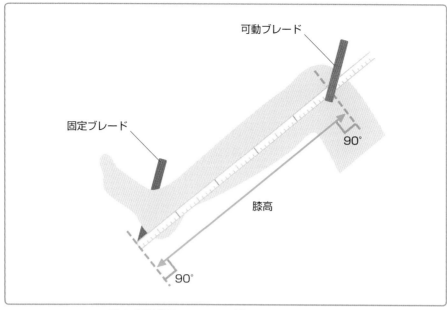

可動ブレード

固定ブレード

90°

膝高

90°

図 ▶ **宮澤式 Knee-Height 法**（文献1を参考に作成）

/ 推定計測方法の比較

　推定式を用いた身長の計測は、正確な値を得られない場合もあります。宮澤式 Knee Height 法はおもに起立不可能な患者や脊柱湾曲が高度な患者が適用となりますが、関節拘縮や変形などで膝関節と足関節が90°に屈折できない患者の身長は正確に計測することが困難です。また、専用のキャリパー自体が大きく、もち運びに不便という欠点もあります。

　分割法は関節拘縮や寝たきり患者で誤差が少なく、簡便な計測方法といわれています。しかし、脊柱の高度な湾曲（円背）、骨粗鬆症などにより、複数の圧迫骨折、股関節や膝関節の拘縮などを伴った高齢者の場合では、数ヵ所の基準点を必要とするため、測定者による誤差が生じやすくなります。また、被測定者にかかる負担が大きいことから、簡易な測定方法とは言い難いです。

　推定身長の算出は、方法によっては被測定者の負担や時間がかかるというデメリットもありますが、対象者の身体状況に合わせて誤差の少ない方法を測定者が選択しましょう。

◤ 引用・参考文献

1) 宮澤靖. Knee-Height 法の方法と問題点. 臨床栄養. 107（4）, 2005, 411-6.
2) 髙﨑美幸. 身体計測のアセスメント. 日本静脈経腸栄養学会雑誌. 32（3）, 2017, 1142-7.
3) 榊原有梨ほか. 膝高計測器（KNEE HEIGHT CALIPER）の信憑性について. 静脈経腸栄養. 21（2）, 2006, 138.
4) 瀬﨑美貴ほか. 起立困難な高齢者における簡易体重推定法の検討. 日本静脈経腸栄養学会雑誌. 31（3）, 2016, 843-8.
5) 望月弘彦. 総論：身体計測の方法. 日本静脈経腸栄養学会雑誌. 32（3）, 2017, 1137-41.

2 体重

東京医科大学病院栄養管理科　**丸山佳純**
まるやま・かすみ

検査からわかること

身体計測の目的は、貯蔵エネルギー量を示す体脂肪量と体蛋白、ならびに身体機能の能力を示す筋肉量を概算し、栄養状態を推定することです。1 日に必要なエネルギーを推定するうえで身体計測は不可欠です。

体重を測定することによって、肥満度を知ることができます。身長と比較して太りすぎの場合は、耐糖能障害（糖尿病など）や脂質異常症、高血圧、高尿酸血症、心臓疾患の可能性があります。痩せすぎの場合は、甲状腺機能亢進症や免疫力低下、栄養失調の可能性があります。体重には筋肉量なども関係するため、標準より重いからといってかならずしも肥満とは限りません。ただし、ダイエットや食事制限などをしていないにもかかわらず、体重が大幅に減少している場合は、何らかの疾患がかかわっている可能性があります。

基準値と異常値

標準（理想）体重と肥満度は、計算式で算出することができます。体重は空腹時に体重計を用いて測定します。体重計に乗ることがむずしい場合には、**表1**のいずれかの方法をとります。

日本肥満学会では、BMI 18.5 以上 25 未満を普通体重、それ未満を痩せ、それ以上を肥満と定義しています（**18 ページ参照**）。

- 標準体重（kg）＝［身長（m）］^{2} × 22
- 肥満度（%）
  ＝（測定した体重 － 標準体重）÷ 標準体重 × 100
- BMI ＝ 体重（kg）÷［身長（m）］^{2}

検査値の見方

体重測定時は、前回や以前の体重と比較することが重要です。1 週間で 1 〜 2% 以上、1 ヵ月で 5% 以上、3 ヵ月で 7.5% 以上、6 ヵ月で 10% 以上の体重減少がある場合には、有意の体重減少と捉えて、栄養リスクのある患者として対処する必要があります。

体重が増加している場合は、浮腫や腹水を伴う場合があるので、身体状況を確認しましょう。車いす用の体重計を使用する場合は、体重測定の際に尿バッグなどの医療器具が紛れ込んだり、車いすの重量を間違えたりといったトラブルがあります。体重の変化を認めた場合には、その原因をアセスメントする必要があります。

表1 ▶ 体重計に乗ることがむずしい場合の方法

- 車いす用体重計やストレッチャー型体重計、ハンモック型体重計を使用して測定する。
- 測定補助者が患者を抱きかかえるなどして体重計に乗って測定し、測定補助者の体重を差し引く。また、測定補助者が2名確保できる場合には、シーツなどで患者をもち上げて2台の体重計を用いて測定し、その合計値から2名の測定補助者の体重を差し引く。
- 膝高、上腕周囲長（AC）、上腕三頭筋皮下脂肪厚（TSF）、年齢を用いた推定式から推定する。
  - ・男性：（1.01 × 膝高）＋（AC × 2.03）＋（TSF × 0.46）＋（年齢 × 0.01）− 49.37
  - ・女性：（1.24 × 膝高）＋（AC × 1.21）＋（TSF × 0.33）＋（年齢 × 0.07）− 44.43

栄養管理と栄養指導

日本肥満学会は、もっとも疾病の少ないBMI 22を基準に理想体重としています。理想体重は、必要エネルギー量やたんぱく質必要量などの計算に欠かせません。体に障害があったり、切断をしている場合には、総体重に対する身体各部位％体重で補正を行います（表2）。

● 理想体重（欠損）（kg）

＝ 理想体重（kg）×［1 − 体重補正（％）÷ 100］

理想体重を上回っている場合、摂取エネルギーの過剰状態にあることは推測しやすいですが、多くの場合、運動不足ないしは骨格筋量の低下が併存しているので、消費活動量もあわせて確認しましょう。食事面の調査では、摂取エネルギー量、食事回数、摂取場所、エネルギー比率などを確認します。体重の是正は、理想体重を目標としますが、現体重と目標までの体重差が大きい場合は、現体重より5％の体重減を当面の目標とします。まずは、患者に体重測定の実施をすすめます。測定を習慣化するだけでも、自覚に結びつき、減量効果が得られることがあります。食事面では総摂取エネルギー、および栄養素配分の適正化を目指します。

理想体重を下回っている場合、血液所見のみ

表2 ▶ 身体各部位の割合（％体重）

頭部：7%
胴体：43%
上肢：6.5%
・上腕（3.5%）
・前腕（2.3%）
・掌・手指（0.8%）
下肢：18.5%
・大腿（11.6%）
・下腿（5.3%）
・足部（1.8%）

ではなく、総合所見で判断することが重要です。食事摂取状況、既往歴や服薬状況、皮膚や粘膜の状況、起立性低血圧の有無などを確認します。体重は0.5〜1kg/週の増加を目標とし、最終目標は理想体重とします。食事面では高エネルギー、良質なたんぱく質の補給を目指します。

引用・参考文献

1) 望月弘彦. 総論 身体計測の方法. 日本静脈経腸栄養学会雑誌. 32（3）, 2017, 1137-41.
2) 日本肥満学会編. "肥満の判定と肥満症の診断基準". 肥満症診療ガイドライン2016. 東京, ライフサイエンス出版, 4-5.
3) 佐藤麻子編. "肥満症の栄養ケアマネジメント". 栄養ケアマネジメント ファーストトレーニング：1 代謝・内分泌疾患. 東京, 医歯薬出版, 2011, 62-9.

3 体格指数（BMI）

またむら・のぞみ
東京医科大学病院栄養管理科 **又村希**

検査からわかること

BMIとは、身長と実測体重から算出される国際的な体格指標の一つで、成人において肥満か痩せかを評価する際に使われます。BMIと死亡リスクは相関関係が認められており、標準値の範囲外では、心疾患や脳血管疾患による死亡率が高くなっています（図1）[1]。そのため、体格の評価はこれらの疾患の予防に有用であるといえます。

- BMI = 体重（kg）/ 身長（m）^{2}

基準値と異常値

BMI値（kg/m^2）	肥満度の分類
18.5以下	低体重
18.5～25未満	普通体重
25～30未満	肥満（1度）
30～35未満	肥満（2度）
35～40未満	肥満（3度）
40以上	肥満（4度）

BMI 35以上は「高度肥満」と定義

標準値は、BMI 18.5以上25.0未満とされており、18.5未満は「痩せ」、25.0以上は「肥満」と分類されます。また、BMI 35以上は高度肥満と定義され、運動療法や食事療法、薬物療法が適応となる場合があります。BMIは妊産婦の体重管理にも用いられますが、妊娠週数によって正常範囲が異なるため、妊婦の肥満評価には日本産科婦人科学会より提示されている分類を用います。

検査値の見方

BMIは身長と体重から算出できるシンプルな指標ですが、体脂肪量や筋肉量、体内水分量を反映しないという欠点があり、すべての人に有用な指標というわけではありません。たとえば、脂肪量が少なく、筋肉量が多いスポーツ選手は体重が重く、BMI値は高くなり、若者よりも体内水分量が少ない高齢者ではBMI値は低くなります。BMIのみで肥満や痩せを判断することはむずかしく、栄養管理や指導の際には留意が必要となります。

栄養管理と栄養指導

20歳代女性において、BMIの平均値が低く、痩せの割合が高くなっています（図2、3）[2]。これには若年女性層の痩せ願望が反映されてい

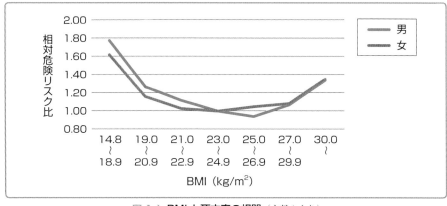

図1 ▶ **BMIと死亡率の相関**（文献1より）

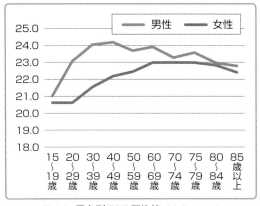

図2 ▶ **男女別BMI平均値**（文献2より）

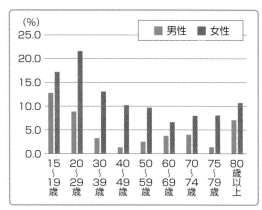

図3 ▶ **痩せ（BMI＜18.5）の年齢別割合**
（文献2を参考に作成）

ると考えられます。昨今、美容体重（BMI 20）やシンデレラ体重（BMI 18）、モデル体重（BMI 17）といった独自の基準がインターネット上に普及し、これを目指す女性が増加していますが、女性の「痩せ問題」は、月経異常や低栄養妊婦、低出生体重児の増加に直結するため、若いうちからの正しい知識づけが必要となります。高齢者においては、男女ともに75歳代よりBMIの減少がみられ、80歳以上ではほかの年代と比べて、痩せの割合が高くなっています。加齢による骨格筋量や体内水分量の減少などが要因の一つとしてあげられます。加えて、近年の交通網の発達や労働作業の機械化、ライフスタイルの変容により、身体活動量は減少傾向にあり、高齢者の骨格筋量減少はますます懸念されます。高齢者の痩せは、ADLや創傷治癒力の低下をまねき、生命予後を不良にするため、適正な栄養量の確保が必要となります。

◀ 引用・参考文献 ▶

1) Sasazuki, S. et al. Body mass index and mortality from all causes and major causes in Japanese : results of a pooled analysis of 7 large-scale cohort studies. J. Epidemiol. 21 （6）, 2011, 417-30.
2) 厚生労働省. 平成29年国民健康・栄養調査結果の概要. （https://www.mhlw.go.jp/content/10904750/000351576.pdf, 2020年2月閲覧）.

4 標準体重比（% IBW）

東京医科大学病院栄養管理科　**井川紗由美**（いかわ・さゆみ）

検査からわかること

患者の 1 日に必要なエネルギーを推定し、適切な栄養管理を行ううえで、身長や体重の値が必要となるため、身体計測は不可欠なものです。体格や栄養状態を知ることによって、食生活の対策を練り、改善を図ることができます。

基準値と異常値

標準（理想）体重比（% IBW）

% IBW	評価
＞ 110%	肥満
109 ～ 90%	普通体重
89 ～ 80%	軽度栄養不良
79 ～ 70%	中等度栄養不良
＜ 69%	重度栄養不良

平常（健常）時体重比（% UBW）

% UBW	評価
85 ～ 95%	軽度栄養障害
75 ～ 85%	中等度栄養不良
＜ 75%	重度栄養不良

体重減少率（% LBW）[1]

	軽度リスク	中等度リスク	高度リスク
1 ヵ月	変化なし	3%以上、5%未満	5%以上
3 ヵ月	減少 3%未満	5%以上、7.5%未満	7.5%以上
6 ヵ月		7.5%以上、10%未満	10%以上

検査値の見方

標準（理想）体重（IBW）

標準（理想）体重（IBW）とは、BMI を 22 としたときに身長あたりで算出する標準体重です。日本人において、男性では BMI 22.2、女性では BMI 21.9 のときにもっとも疾病合併率が低いため、男女共通の値として BMI 22 を理想値とし、BMI が 22 となるときの体重を標準理想体重としています（**19 ページ図 1**）[2]。

● 標準（理想）体重（kg）

＝ 身長（m）× 身長（m）× 22

標準（理想）体重比（% IBW）

標準（理想）体重比（% IBW）とは、標準体重に対する現体重の割合を表したものです。栄養状態を判定することができます。日本呼吸器学会「COPD（慢性閉塞性肺疾患）診断と治療

のためのガイドライン」では、標準（理想）体重比が90％未満では、栄養障害の可能性が示唆され、栄養療法が必要とされています[3]。

● 標準（理想）体重比（％）
＝現体重（kg）÷標準（理想）体重（kg）×100

平常（健常）時体重比（％UBW）

平常（健常）時体重比（％UBW）とは、健常時体重に対する測定時体重の割合を表したものです。栄養障害の状態を判定することができます。

● 平常（健常）時体重比（％）
＝測定時体重（kg）÷健常時体重（kg）×100

体重減少率（％LBW）

体重減少率（％LBW）とは、健常時体重に対して測定時体重がどれくらいの割合で減少しているかを表したものです。1～6ヵ月以内に3％以上の体重減少が認められる場合は注意が必要です。体重減少率が1ヵ月に3％以上5％未満、3ヵ月に5％以上7.5％未満、6ヵ月に7.5％以上10％未満の場合は「適切な栄養補給によって体重が改善される可能性がある」として「低栄養の中等度リスク」、体重減少率がそれ以上の場合は「低栄養の高度リスク」としています。ほかの検査値なども考慮し、総合的に評価したうえで、栄養管理を行う必要があります。

● 体重減少率（％）
＝〔〔健常時体重（kg）－測定時体重（kg）〕
÷健常時体重（kg）〕×100

栄養管理と栄養指導

低栄養

低栄養とは、健康的に生きるために必要な量の栄養素が十分にとれていない状態のことです。高齢になると、食事の摂取量が少なくなり、食事内容が偏ります。そのような食生活を長期間続けることで低栄養状態に陥ります。低栄養では、筋肉量・身体機能が低下するため、身体状況が改善しづらく、入院期間も長くなります。

十分なエネルギーや良質なたんぱく質などの栄養素を毎日の食事でとるように指導します。良質なたんぱく質を多く含む魚介類・肉類・大豆製品・卵類・乳類を組み合わせて食べるようにしてもらいます。また、体重の減少は筋肉量の減少を指します。そのため、体重を測る習慣をつけて、体型をしっかりと理解してもらい、体重が減らないようにしてもらいます。ウオーキングやスクワットなどの簡単な運動で筋肉量が落ちないように意識してもらうことも大事です。

肥満

肥満とは、脂肪組織が過剰に体に蓄積した状態のことです。過度なエネルギー摂取や運動不足により、高血圧や糖尿病、脂質異常症などの生活習慣病を併発しやすい傾向にあります。食生活を把握してもらい、適切な食事量を摂取するように指導します。摂取エネルギーは「25kcal×標準体重／日」以下を基準とし、患者に適した値を設定します。また、適度な運動を続けることで、減量とともに、筋肉量の維持とリバウンドを抑えることができます。体重によっては、運動療法がむずかしいこともあります。

引用・参考文献

1) 厚生労働省. 栄養スクリーニング・アセスメント・モニタリング.（https://www.mhlw.go.jp/file/06-Seisakujouhou-12300000-Roukenkyoku/0000199126.pdf, 2020年2月閲覧）.

2) Sasazuki, S. et al. Body mass index and mortality from all causes and major causes in Japanese : results of a pooled analysis of 7 large-scale cohort studies. J. Epidemiol. 21（6）, 2011, 417-30.

3) 日本呼吸器学会COPDガイドライン第2版作成委員会編. "治療と管理". COPD（慢性閉塞性肺疾患）診断と治療のためのガイドライン：ポケットガイド. 第2版. 東京, 日本呼吸器学会, 2004, 27.

5 血圧（BP）／脈拍（HR）

東京医科大学腎臓内科学分野　**根岸真央人**（ねぎし・まおと）　東京医科大学腎臓内科学分野助教　**宮岡良卓**（みやおか・よしたか）

検査からわかること

人間の生命兆候は医学において、意識、体温、血圧（BP）、呼吸数、脈拍（HR）の五兆があげられ、バイタルサインと呼ばれています。血圧は、心臓から押し出された血液が、血管の壁に与える圧力を意味します。また、脈拍は心臓の収縮により血液が大動脈に送り込まれるときに生じる波動が、全身の血管に伝わり、触知されるものです。生命兆候が正常に保たれているかを知ることができます。

基準値と異常値

血圧の基準値

	収縮期血圧（mmHg）	拡張期血圧（mmHg）
新生児	80～60	60
乳児	90～80	60
幼児	100～90	60～75
学童	120～100	60～70
成人	130～110	60～90

脈拍の基準値

新生児	120～140回/分
乳児	110～130回/分
幼児	100～110回/分
学童	80～90回/分
成人	60～80回/分

検査値の見方

血圧

身体活動後や食後30分後の安静時に血圧計を用いて測定し、評価します。身体活動、情動、気温、体温、年齢、嗜好などによって変動するため、測定条件は重要になります。表に示したものが正常血圧とされています。本稿では詳細を省きますが、最近では高齢者においてはやや高めに目標値が設定されています。

異常といわれる高血圧とは、正常範囲を超えて血圧が高く維持されている状態です。高血圧は自覚症状に乏しいことが多いですが、虚血性病変や脳卒中、腎不全などの発症原因となることが多く、重要な病態です。適正な血圧管理の治療を行うことが大切になります。

一方で、低血圧は無症状の場合は、治療の適応にならないことが多いです。しかし、病的な

表 ▶ 診察室血圧と家族血圧の正常血圧値と異常値（文献1より作成）

分類	診察室血圧（mmHg）		家庭血圧（mmHg）	
	収縮期血圧	拡張期血圧	収縮期血圧	拡張期血圧
正常血圧	＜ 120　　かつ	＜ 80	＜ 115　　かつ	＜ 75
正常高値血圧	120 〜 129　かつ	＜ 80	115 〜 124　かつ	＜ 75
高値血圧	130 〜 139 かつ / または	80 〜 89	125 〜 134 かつ / または	75 〜 84
Ⅰ度高血圧	140 〜 159 かつ / または	90 〜 99	135 〜 144 かつ / または	85 〜 89
Ⅱ度高血圧	160 〜 179 かつ / または	100 〜 109	145 〜 159 かつ / または	90 〜 99
Ⅲ度高血圧	≧ 180 かつ / または	≧ 110	≧ 160 かつ / または	≧ 100
（孤立性）収縮期高血圧	≧ 140　　かつ	＜ 90	≧ 135　　かつ	＜ 85

低血圧の場合は、立ちくらみ、めまい、失神などのさまざまな症状を呈することがあります。心臓の機能障害や体内の水分減少による脱水症などが原因としてあげられます。

脈拍

活動後や食後の30分後の安静時に、橈骨動脈や頸動脈を指で押さえて1分間測定し、評価します。正常値は1分間に60〜80回/分前後とされています。異常としては、徐脈（60回/分以下）、頻脈（100回/分以上）があげられます。心臓の機能障害をはじめとして、脱水時や発熱時などに異常を認めやすいといわれています。また、正常な脈拍は規則的なリズムで測定されますが、心臓の機能障害などにより不規則なリズムで測定されるものを不整脈といいます。

栄養管理と栄養指導

心臓の病気が原因で血圧や脈拍の異常を呈しているときには、心臓の治療が第一選択になります。臨床において多く遭遇する病態は脱水です。脱水の原因は、発熱や嘔吐、下痢、運動中の水分補給不足など、たくさんあげられます。脱水、つまり体のなかの水分が欠乏してしまった状態は、血管のなかに流れる血液量が減少しています。そのため、血管のなかをめぐる血液の圧は低下傾向を示して低血圧となり、全身の細胞に血液を送り届けるために代償として心拍数を上昇させて、脈拍は上昇して頻脈を認めます。脈拍や血圧が異常値を示す脱水症状では、血管のなかを流れることが可能な液体を補充することが重要です。血液はある程度の濃度の食塩を含んだ液体であるため、食塩を含んだ液体を体内にとり入れることが重要となります。つまり飲水が可能な状態では、少し塩気のあるスポーツドリンクなどを補充します。臨床では、飲水が困難な場合には食塩を含んだ点滴が用いられます。

次に、生活習慣病の一つである高血圧症に関してです。一般的に高血圧は、加齢や生活習慣、食生活の乱れなどによる本態性高血圧症、何かしらの病気による二次性高血圧に分けて考えます。日本人の高血圧の多くを占めるのが本態性高血圧症です。本態性高血圧症は、降圧薬のほ

かに食事療法、とくに食塩の制限が重要になっています。高血圧と食塩摂取過剰はよく問題にされますが、実際のところメカニズムはわかっていません。しかし現在では、食塩は血管内で浸透圧物質として作用すると考えられているため、食塩過剰により血管内の血液量が上昇に傾くことが高血圧症の原因として考えられています。とくに腎臓に障害がある人では、食塩を尿から排泄する機能が低下しているため、体内の食塩が過剰状態になりやすいと考えられています。よって高血圧診療において食塩制限は重要なファクターであり、高血圧治療では1日に6g未満の食塩管理が提唱されています。また、実際に多くの腎臓病では食塩制限が必要とされています。

◀引用・参考文献▶

1) 日本高血圧学会高血圧治療ガイドライン作成委員会編. "高血圧の診断". 高血圧治療ガイドライン2019. 東京, ライフサイエンス出版, 2019, 18.

2) 佐久間康夫監訳. "心血管系". カラー図解よくわかる生理学の基礎. 第2版. 東京, メディカル・サイエンス・インターナショナル, 2017, 218-9.

MEMO

....

....

....

....

....

....

....

6 体温（BT）

東京医科大学腎臓内科学分野　根岸真央人（ねぎし・まおと）　東京医科大学腎臓内科学分野助教　宮岡良卓（みやおか・よしたか）

検査からわかること

　発熱の有無を調べることで、体の状態を推定することができます。計測する場所は、腋窩、耳、口腔内、直腸などです。人間の体は、体温を 36.5℃前後に調整することで体内の組織がはたらきやすい環境にしています。体温（BT）を調節する中枢は脳の視床下部にあります。視床下部のはたらきにより、自律神経やホルモンを活性化させて、血管系や代謝経路が調整されます。具体的には、体温を一定に保つために発汗量や血液の流れる量を変化させることで調節しています。

　外部環境への反応を考えてみましょう。暑いときは、体内の熱を外に出す必要があります。血管を太くしてたくさんの血液を流すことによって皮膚の表面温度を上げます。皮膚の温度を上げて発汗とともに体内の熱を外に放出します。これにより体のなかに熱がたまらないように調整しています。一方で寒いときは、体内の熱を外に逃がさないようにする必要があります。寒いときに皮膚の温度が高いと、外気との温度差によって皮膚から熱がどんどん放散されてしまいます。そこで血管を細くして血液をあまり流さないようにして、皮膚の表面温度を下げて体内の熱を外に逃がさないように調整して

います。これらにより体温のセットポイントは 36.5℃前後に保たれています。しかし、さまざまな要因でセットポイントが高くなってしまうことがあります。これが発熱の病態にあたります。要因としては、感染や炎症、腫瘍などがあげられます。メカニズムとしては、産出されるさまざまなサイトカインや内因性発熱物質が視床下部に作用して、体温のセットポイントを上げてしまうことによると考えられています。

基準値と異常値

体温	定義	原因
≦ 35.0℃	低体温	体温調節能低下、熱喪失状態、熱産生低下、寒冷環境など
36.5℃前後	平熱	
≧ 37.5℃	発熱	感染症、悪性腫瘍、膠原病、薬剤性発熱、アレルギー反応、熱中症、悪性症候群、甲状腺機能亢進症、組織損傷など

検査値の見方

　正常体温は 36.5℃前後とされています。臨床的には 37.5℃以上を発熱と定義し、35.0℃以下

表 ▶ 熱型

稽留熱：1日の体温差が1℃以内で、38℃以上の高熱が持続するもの
弛張熱：1日の体温差が1℃以上であるが、37℃以下には下がらないもの
間欠熱：1日の体温差が1℃以上であり、37℃以下まで下がるもの
波状熱：発熱期と非発熱期が区別されるもの
周期熱：規則的周期で発熱をひき起こすもの

を低体温と定義します。表に示すような熱型という分類もあり、感染性発熱か腫瘍性発熱かを推測するのに役立ちます。日本ではまれですが、マラリアは3〜4日おきに発熱する周期熱を示すことも知られています。また、臨床では不明熱という定義もあり、一般的には3週間以上持続する38℃以上の発熱を指します。不明熱の精査により、みつかりにくい感染症や膠原病、悪性腫瘍がみつかることも珍しくありません。

栄養管理と栄養指導

　発熱時は、多くの場合に倦怠感や各種病態により食事摂取量の減少を示すことが多く、低栄養状態や脱水になりやすいといわれています。とくに脱水という観点では、発熱により、呼吸や皮膚の代謝に要する不感蒸泄量が増えることがわかっています。1℃の体温の上昇で不感蒸泄量は15％程度上昇するといわれています。つまり、長期的な発熱は脱水症状を助長します。臨床では点滴投与によりそれらを補っています。

◀ 引用・参考文献 ▶

1）小田正枝. "発熱". 症状別看護過程：アセスメント・看護計画がわかる！. 東京，照林社, 2014, 62-73.
2）佐久間康夫監訳. "熱バランスと体温調節". カラー図解よくわかる生理学の基礎. 第2版. 東京，メディカル・サイエンス・インターナショナル，2017, 236-7.

1 体格指数（BMI）

☑ どんな検査なの？

BMIとは、身長と体重から体格を評価する指標です。肥満度の分類は体内水分量や体脂肪量によって異なります。

● BMI = 体重（kg）/ 身長（m）^{2}

☑ 基準値と異常値

> ● 18.5以下：低体重、　18.5〜25未満：普通体重、　25〜30未満：肥満（1度）、30〜35未満：肥満（2度）、　35〜40未満：肥満（3度）、　40以上：肥満（4度）

BMIの標準値は、18.5以上25.0未満とされており、18.5未満は「痩せ」、25.0以上は「肥満」と分類されます。また、35以上は高度肥満と定義されます。

☑ 生活・食事で気をつけること

BMI 25以上は肥満に分類され、2型糖尿病、高脂血症、高血圧といった健康障害をひき起こすリスクが高いことがわかっています。肥満予防のためにはバランスのよい食事と適度な運動を組み合わせると効果的です。摂取エネルギーを減らすために食事の回数を減らしたり、主食を抜いたりすると、不必要に間食をまねくおそれがあります。食事は1日3食を基本とし、主食、主菜、副菜をそろえることを意識しましょう。運動は週に3日以上が推奨されています。散歩や掃除など、ふだんの生活で身体活動量を増やすことからはじめるとよいでしょう。

BMI 18.5以下では、フレイル（虚弱）、サルコペニアを将来的にひき起こすリスクが高くなります。サルコペニアとは、加齢に伴う筋量低下のことで、歩行困難や寝たきりを誘発します。若い年代における痩せは、鉄欠乏性貧血や生理不順を誘発し、妊産婦においては低出生体重児のリスクを有します。低出生体重児は、成人後に糖尿病や高血圧などの生活習慣病を発症するリスクが高いことがわかっています。次世代の子どもの健康のためにも、ふだんから自身の健康に気を配り、適正体重の維持とバランスのとれた食生活に努めましょう。

東京医科大学病院栄養管理科　又村希（またむら・のぞみ）

② 血圧（BP）

☑ どんな検査なの？

　血圧とは、心臓から押し出された血液が、血管壁に与える圧力を示します。身体活動後や食後 30 分後の安静時に血圧計で測定します。身体活動、情動、気温、体温、年齢、嗜好などにより変動するため、測定条件は重要です。

☑ 基準値と異常値

　診察室で測った血圧の、収縮期血圧／拡張期血圧のどちらか一方、あるいは両方が 140/90mmHg 以上であれば、高血圧症と診断されます。また、最近では家庭での血圧も重要視されており、家庭血圧では 135/85mmHg 以上であれば高血圧と診断されます。一方で、WHO の世界共通の基準として、収縮期血圧／拡張期血圧が 100/60mmHg 以下を低血圧としています。

☑ 生活・食事で気をつけること

　高血圧症と診断された場合には、降圧薬治療も大切ですが、食塩を控える食事療法が基本です。食塩の過剰は高血圧と関連し、6g/ 日未満の食塩制限を目標として食事療法を行います。食塩制限により収縮期血圧は 5mmHg 程度の低下が得られるといわれています。また、偏った食事や肥満、運動不足も高血圧を悪化させます。野菜の摂取や適正体重の維持に努め、適度な運動習慣をとり入れましょう。血圧は季節性に変動することが多く、冬は上昇し、夏は低下します。とくに夏は発汗量も増えるため、脱水傾向になりやすく、降圧薬を服用中の方は脱水時に過剰な降圧作用によって低血圧になることがあります。そのため、定期的な血圧測定が大切です。

　減塩食品の使用やアクセントとなる食品で味を補いましょう。減塩みそ、こんぶだし、酸味を有するもの（酢、ゆず、レモンなど）、香りを有するもの（ハーブ、しそ、にんにく）などがおすすめです。また、めん類のスープ、梅干し、みそ汁、漬けものは、控えたほうがよいです。

東京医科大学腎臓内科学分野　根岸真央人（ねぎし・まおと）　　東京医科大学腎臓内科学分野助教　宮岡良卓（みやおか・よしたか）

筋肉量と皮下脂肪量に関する検査

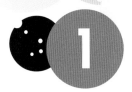

1 上腕の測定値 （AC ／ AMC ／ AMA ／ TSF）

東京医科大学病院栄養管理科主査　菊地景子
きくち・きょうこ

検査からわかること

上腕周囲長（AC）

ACは、筋蛋白質の指標となり、総合的栄養指標を計算する指標になります（図1）[1]。経時的に測定することで、栄養状態の変化を評価することができますが、ACが高値の場合、上腕三頭筋皮下脂肪厚（TSF）の測定結果を組み合わせなければ、皮下脂肪の蓄積が原因か上腕筋の発達によるものかを推定できません[2]。なお、筋蛋白だけではなく、皮下脂肪の要素も含まれるので、エネルギー摂取を反映します[3]。

上腕筋囲長（AMC）

AMCは、TSFとACより算出します[2,3]。上腕周囲長から皮下脂肪厚に相当する部分を除くことにより、上腕の筋肉周囲の長さを算定するものです。栄養状態の低下により筋肉が萎縮するとAMCは低下するので、筋内蛋白質の指標となります。浮腫や肥満があると過大評価されやすいので注意します[4]。筋蛋白質の蓄積状態を表す指標で、とくにAMCは骨格筋量および内臓蛋白質指標ともよく相関します[5]。

● $AMC(cm) = AC(cm) - 3.14 \times TSF(cm)$

上腕筋面積（AMA）

AMCよりも正確に体蛋白量を反映するといわれています[6]。筋蛋白質の蓄積状態を表す指標です[5]。

● $AMA (cm^2) = AMC(cm)^2/4 \times 3.14$

上腕三頭筋皮下脂肪厚（TSF）

上腕部の外側（背中側）にある皮下脂肪の厚さです。同部分の皮下脂肪は落ちにくく、皮下脂肪は体脂肪の大部分を貯蔵するため、TSFは体脂肪や肥満度の判定材料となります[7]。身体各部のうち、皮下脂肪厚を計測しやすい部分です（図2）[1]。長期の栄養障害により減少するため、患者の体脂肪量やエネルギー貯蔵量を評価するよい指標です[2]。皮下脂肪の減少は、体脂肪全体の消耗と比例すると考えられています。測定によって体脂肪量を推定し、エネルギー貯蔵量の変化を評価します。臨床的にもっともよく用いられるのはTSFです[5]。極度の肥満者、あるいは極度に痩せた者の測定には不適当です。cmなのかmmなのか、計算式で算出するAMCなどAC、TSFの単位に注意して計算します。

基準値と異常値

浮腫が存在する場合、TSF、ACが不正確になるため、身体計測の際には浮腫の有無に注意します[8]。「JARD 2001」の平均値（表1）[9]と比較して、%で評価します（表2）[9]。80〜90%

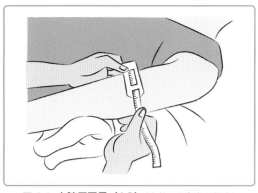

図1 ▶ 上腕周囲長（AC）（文献1を参考に作成）

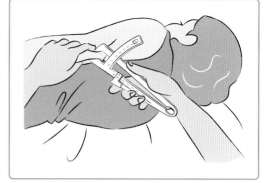

図2 ▶ 上腕三頭筋皮下脂肪厚（TSF）（文献1を参考に作成）

表1 ▶ 日本人の新身体計測の基準値（JARD 2001）（文献9を参考に作成）

● 男性

年齢（歳）	AC（cm）	AMC（cm）	AMA（cm²）	TSF（mm）
45～49	27.76	24.09	46.73	11.68
50～54	27.59	23.78	45.61	12.04
55～59	26.89	23.74	45.32	10.04
60～64	26.38	23.22	43.46	10.06
65～69	27.28	23.94	46.06	10.64
70～74	26.70	23.34	43.97	10.75
75～79	25.82	22.64	41.37	10.21
80～84	24.96	21.72	38.22	10.31
85以上	23.90	20.93	35.44	9.44

● 女性

年齢（歳）	AC（cm）	AMC（cm）	AMA（cm²）	TSF（mm）
45～49	26.02	20.77	34.83	16.59
50～54	25.69	20.85	34.96	15.46
55～59	25.99	20.83	35.17	16.76
60～64	25.75	20.89	35.35	15.79
65～69	26.40	20.14	32.72	19.70
70～74	25.57	20.24	33.20	17.08
75～79	24.61	20.09	32.69	14.43
80～84	23.87	19.84	31.84	12.98
85以上	22.88	19.21	29.37	11.69

表2 ▶ JARD 2001 平均値との%での評価（文献9を参考に作成）

項目		評価
％ AC	60％以下	高度栄養不良
％ AMC	60 〜 80％	中等度
％ AMA	80 〜 90％	軽度
％ TSF	90％以上	正常

で軽度、60 〜 80％で中等度、60％以下では高度な体脂肪の消耗状態があると考えられ、90％以上は正常です[5]。

検査値の見方

上腕の測定により、身体の筋肉量、体脂肪量が評価できますが、計測者によって誤差が生じやすいため、正しい測定法を熟知し、トレーニングを積み、再現性のある測定を行うことが必要です[6]。

NSTや栄養管理でアセスメントを行う際に必須となってくる体重測定ですが、寝たきりの高齢者など、体重の計測が困難な場合があります。院内にベッド式体重計や吊り下げ式体重計などの特別な装置があればよいですが、ないと

きや、すぐに借りることがむずかしいときなどは、AC、TSFより算出することができます（**17ページ表1** 参照）。

◀ 引用・参考文献 ▶

1) アボット・ジャパン. "データの収集". 栄養アセスメントの実施：身体計測の手技. 東京, 医科学出版社, 2004, 8-9.
2) 岡本康子ほか編. "栄養評価の客観的指標". よくわかりすぐ役立つ：NST重要ポイント集. 東京, 日本医学館, 2006, 11-3.
3) 奈良信雄ほか編. "身体計測". 身体診察による栄養アセスメント：症状・身体徴候からみた栄養状態の評価・判定. 東京, 第一出版, 2006, 13-9.
4) 本田佳子編. "骨格筋量". 栄養食事療法の実習：栄養アセスメントと栄養ケア. 第7版. 東京, 医歯薬出版, 2008, 11-3.
5) 日本病態栄養学会編. "身体計測（体組成）の評価". 病態栄養認定管理栄養士のための病態栄養ガイドブック. 改訂第5版. 東京, 南江堂, 2016, 64-8.
6) 鞍田三貴. 身体計測（身長、体重、BMIほか）. ニュートリションケア. 1 (5), 2008, 494-501.
7) 松枝秀二ほか. 身体計測③体脂肪量・上腕三頭筋皮下脂肪厚（TSF）. ニュートリションケア. 10 (5), 2017, 417.
8) 日本病態栄養学会編. "身体所見と臨床検査値の見方と栄養管理への活用". 前掲書5), 70.
9) 日本栄養アセスメント研究会身体計測基準値検討委員会. 日本人の新身体計測基準値（JARD 2001）. 栄養：評価と治療. 2002年増刊号（19 suppl), 2002, 82p.

2 下腿周囲長（CC）

東京医科大学病院栄養管理科主査 きくち・きょうこ **菊地景子**

検査からわかること

　下腿周囲長（CC）は、下腿筋囲の指標として用いますが、BMIとの相関を認めます。BMIが測定できない場合は、ふくらはぎの周囲長を測って評価します。

　MNA[R]（Mini Nutritional assessment[R]）は、1999年に提唱されたスクリーニングツールです[1]。問診を主体とした簡便な内容で構成され、血液生化学検査を必要としないのが特徴です。おもに65歳以上の高齢者の栄養スクリーニングに用いられることが多いです。精神的ストレスの有無の項目は、漠然とした主観的なものではありますが、採血の必要なく、簡単に評価できるのがMNA[R]-SFの特徴です。こちらもふくらはぎの周囲長が栄養評価の一つとしてあります。

　サルコペニアの診断基準として、指で輪っかをつくってふくらはぎを囲んでチェックする「指輪っかテスト」があります（**図**）[2]。隙間ができるか、囲めないかで判断します。この方法でサルコペニアの可能性があると判断されれ

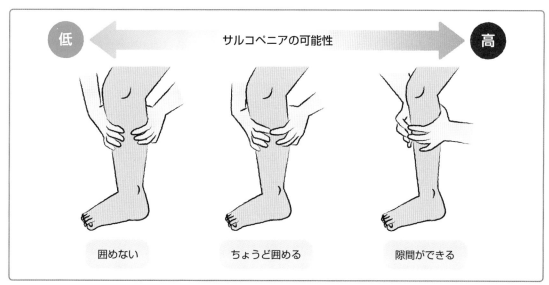

低　←　サルコペニアの可能性　→　高

囲めない　　　ちょうど囲める　　　隙間ができる

図 ▶ 指輪っかテスト（文献2参考に作成）

表1 ▶ 下腿周囲長の平均値（JARD 2001）（文献4を参考に作成）

年齢（歳）	男性（cm）	女性（cm）
45～49	36.96	34.38
50～54	36.67	33.54
55～59	35.48	32.82
60～64	34.46	32.01
65～69	33.88	32.43
70～74	33.10	31.64
75～79	32.75	30.61
80～84	31.88	29.23
85以上	30.18	28.07

表2 ▶ JARD 2001 平均値との%での評価（文献4を参考に作成）

% CC	評価
60%以下	高度栄養不良
60～80%	中等度
80～90%	軽度
90%以上	正常

ば、サルコペニアの診断基準を用いて診断します[3]。

基準値と異常値

「JARD 2001」の標準値（表1）[4]と比較して、%で評価します（表2）[4]。「リハビリテーション栄養ポケットガイド」[5]では、日本人の高齢入院患者で、下腿周囲長が男性31cm未満、女性30cm未満を筋肉量減少の目安とし、日本人の地域在宅高齢者で、下腿周囲長が男性34cm未満、女性33cm未満を筋肉量減少の目安としています。

栄養管理と栄養指導

サルコペニアへの対応については、リハビリテーション栄養の考え方が有用です。エネルギー消費量と栄養改善を考慮した栄養管理を行います。1日エネルギー消費量＝1日エネルギー摂取量の場合、栄養状態を維持できても栄養改善は困難です。飢餓の改善を目指す場合、1日エネルギー必要量＝1日エネルギー消費量＋エネルギー蓄積量（200～750kcal程度）とします。

飢餓の場合、レジスタンストレーニングや持久力増強訓練は禁忌です。しかし、1日中、安静臥床にしていれば廃用性筋萎縮が進行するため、早期離床や機能維持を目標として、2～3METs以下を目安に、関節可動域訓練、ADL訓練、坐位・立位・歩行訓練などを行います[6]。

また、不足している栄養素を補い、低栄養を改善する必要があります。骨格筋量、筋力、身体機能を改善するためには、たんぱく質の摂取が重要ですが、とくに筋蛋白質の合成を促すロイシンの摂取が有用とされています[3]。

下方らが作成した「日本人高齢者のサルコペニア簡易基準案」では、BMI 18.5未満、もしくは下腿周囲長30cm未満を筋肉量減少の一つの目安としています[7]。

骨格筋量、筋力、身体機能は、たんぱく質の摂取量に深く関係します。高齢者では、若年者に比べて蛋白質合成によって筋肉を成長させるはたらきが弱いため、1日の骨格筋での蛋白質合成を維持するためには、毎食、良質なたんぱく質を25～30g摂取する必要があります。

カルシウムの吸収促進による骨粗鬆症治療の作用は有名ですが、じつは筋肉にも、筋組織内

のビタミンＤレセプターを介して作用します。ビタミンＤの十分量摂取で筋力増強、転倒予防、骨折予防のエビデンスがあります。

┤ 引用・参考文献 ├

1) 簡易栄養状態評価表. Mini Nutritional Assessment-Short Form：MNA®. (https://www.mna-elderly.com/forms/mini/mna_mini_japanese.pdf, 2020年2月閲覧).
2) 飯島勝矢. サルコペニア危険度の簡易評価法「指輪っかテスト」. 臨床栄養. 125 (7), 2014, 788-9.
3) 工藤舞ほか. サルコペニアの診断とは？治療とは？. ニュートリションケア. 11 (8), 2018, 18-9.
4) 日本栄養アセスメント研究会身体計測基準値検討委員会. 日本人の新身体計測基準値 (JARD 2001). 栄養：評価と治療. 2002年増刊号 (19 suppl), 2002, 82p.
5) 若林秀隆監修. "栄養アセスメントの一例". リハビリテーション栄養ポケットガイド改訂版. 東京, ジェフコーポレーション, 2017, 10.
6) 日本病態栄養学会編. "リハビリテーションと栄養". 病態栄養認定管理栄養士のための病態栄養ガイドブック. 改訂第5版. 東京, 南江堂, 2016, 334.
7) 幸篤武ほか. サルコペニアの診断と評価. 臨床栄養. 124 (3), 2014, 279-85.

第2章
筋肉量と皮下脂肪量に関する検査

MEMO

··

··

··

··

··

··

··

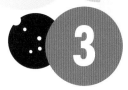

3 総水分量（TBW）

東京医科大学病院栄養管理科　**伊藤明日香**
いとう・あすか

検査からわかること

　水分は生体を構成する成分でもっとも多く、成人で体重の60％を占めます。体内全体の水分量を総水分量（TBW）といいます。総水分量は、細胞内液（ICF）と細胞外液（ECF）からなり、総水分量のうち、約2/3が細胞内液、約1/3が細胞外液に分布しています。細胞外液は、血漿、間質液（組織間液）に分けられます。

基準値と異常値

　体重あたりの体内水分量は、年齢によって異なり、新生児や乳児は体重の70〜80％であるのに対し、高齢者では50％程度に減少します。また、体内水分量は男女間にも差異があり、男性は体重の60％程度、女性は55％程度です。脂肪組織の割合が多いほど水分量の割合は少なくなり、筋組織の割合が多ければ水分量の割合が多くなります。

検査値の見方

体内水分量の評価

　体内の水分量を正確に測定する方法もありますが、臨床の現場で使用するには簡便性などに劣り、特定の検査値で体内水分量を判断することはむずかしいです。そのため、水分量は症状や身体所見によって判断する必要があります。たとえば、短期間に著しい体重の増減があった場合は、体内水分量の変動として考えることができます。皮膚や口腔粘膜の状態、浮腫、血圧なども重要な観察ポイントです。さらに、下痢や嘔吐がある場合も、体内水分量が大きく変化しています。下痢や嘔吐では一気に水分を失っている可能性があり、等張性脱水の原因ともなります。尿の観察も重要です。腎臓では、必要に応じて尿量を変化させて、体内水分量を過不足のない状態に調節しています。濃い尿が出る場合や尿量が少ない場合は、体内の水分が不足している可能性があります。また、体内水分量が減少すると、血液が濃縮し、血清アルブミン値や総蛋白、ヘモグロビンなどの検査値が見かけ上、上昇するため、血液検査値の推移に注目します。

体液バランス

　必要水分量は水分出納が大切です。健常人では水分の１日の摂取量と排出量のバランスが保たれています。摂取量は、飲水量として1,200mL、食事からの水が1,000mL、代謝水が300mLで合計2,500mL程度となります。代謝水とは、糖質、たんぱく質、脂質などの栄養素が

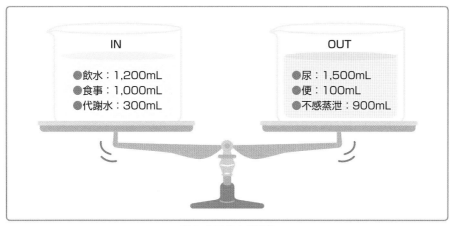

図 ▶ 1日の水分出納

代謝されてエネルギーが発生するときに生じる水をいいます。排出量は尿が1,400〜1,500mL、便中の水が100mL、不感蒸泄が900〜1,000mLで合計2,500mL程度となります。不感蒸泄とは、発熱などがなくても、肺や気道、皮膚から排出している一定量の水分をいいます（図）。

栄養管理と栄養指導

　実際の栄養管理で必要水分量を決める際は、水分出納をふまえると、「必要水分量＝尿量＋不感蒸泄＋便中水分量－代謝水」となり、おおよそ35mL/体重（kg）/日です。体重が60kgの人の場合、35（mL）×60（kg）で2,100mL/日となります。水分量は1日の投与エネルギーと同量にするという考え方もあります。いずれにしても、この値を基本に、疾患や病態によっては水分量を制限しなければならない場合や、プラスしなければならない場合があります。

　体内水分量が過剰となってしまう原因として、心不全や腎不全が考えられます。腎機能が低下する腎不全では、水分を尿として適切に排出できず、体内に余分な水分がたまります。心臓のポンプ機能が低下する心不全では、全身の静脈から心臓に戻ってきた血液が渋滞し、水分量が増え、心臓に負担がかかります。水分量を制限するうえで切り離せないのがナトリウムです。体液中のナトリウムイオンの濃度が高くなると、体内水分量が増え、血圧が上昇するため、水分量を制限する場合は同時に食塩の制限も必要になります。一方、下痢や嘔吐がある場合は、体内から出ていく水分量が多くなるので、状態によっては水分をプラスして補給する必要があります。体内水分量に影響する薬剤についても知っておきましょう。体外へ水分排出を促す利尿薬を使用している場合は、体内水分が大きく変化するため、水分管理には注意が必要です。

引用・参考文献

1) 北岡建樹. "体液の量と組成". 楽しくイラストで学ぶ水・電解質の知識. 第2版. 東京, 南山堂, 2012, 3-5.
2) 北岡建樹. "水分代謝の調節機構とその異常". 前掲書1). 42.
3) 北岡建樹. "体液量の異常". 前掲書1). 101.
4) 加藤尚志ほか監修. いちばんやさしい生理学. 東京, 成美堂出版, 2015, 106-7.
5) 清水孝宏ほか. "栄養管理に必要な基礎知識"エキスパートが本気で教える重症患者の栄養管理：知らないと痛い目をみる!? コツとピットフォール. 東京. 総合医学社, 2013, 263-71.

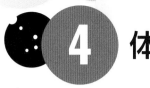

4 体脂肪量

むとう・みきこ
東京医科大学病院栄養管理科　武藤美紀子

検査からわかること

　体脂肪は、エネルギーの貯蔵庫としてのはたらきや、脂肪代謝、ホルモン代謝などの重要な役割をもち、生命活動には欠かせないものです。体の消費エネルギーより摂取エネルギーが大きいとき、体内で消費しきれなかったエネルギーが脂肪となります。この脂肪が体に占める割合を体脂肪といいます。男性10～20％、女性20～30％が標準であり、体脂肪率が高いと肥満であると考えられています。肥満での脂肪のつき方は大きく2つに分類され、皮下脂肪型肥満と内臓脂肪型肥満があります。内臓脂肪型肥満は、生活習慣と深い関係があるので、注意が必要です。

基準値と異常値

	標準	軽度	中等度	重度
男性 （全年齢）	10～ 20%	20%～	25%～	25～ 30%
女性 （18歳以上）	20～ 30%	30%～	35%～	40%～

体脂肪率による肥満の基準（文献1を参考に作成）

検査値の見方

　体脂肪は、年齢・性別によって適切な割合が異なります。体脂肪が過剰に蓄積した状態を肥満といい、糖尿病や脂質異常症、高血圧症、心血管疾患などの生活習慣病の要因になり、動脈硬化性疾患を発症させるリスクが高いことが明らかになってきています。成人では、体重の増減と体脂肪量の増減に相関関係があることから、肥満の判定にBMIが用いられます。しかし、体重が重くても体脂肪量が少なく筋肉が多い過体重や、痩せと判定されていても筋肉量が少なく体脂肪が多い隠れ肥満など、身長と体重だけでは一概に体型判定することはできません。体重が軽くても体脂肪率が高い状態では、生活習慣病の誘発率が高くなります。

栄養管理と栄養指導 [2]

栄養療法

　必要栄養量を確保しながら総エネルギー量を抑えます。摂取エネルギー量は、1日あたり25kcal/kg標準体重以下とします。栄養の配分は糖質50～60％、たんぱく質15～20％、脂質20～25％が推奨されており、医師・管理栄養士が患者個々に適したエネルギー量を選択しま

す。また、肥満傾向の患者は、自分が食べているものを過小に認識していることが多く、食事摂取状況はしっかりと時間をかけて聞きとる必要があります。

／運動療法

ウオーキング、ジョギング、水泳などの有酸素運動によって、効率よく体脂肪を減らすことができます。そのほかにも、基礎代謝の増加、インスリン感受性の向上、脂肪合成酵素の抑制、HDL増加などによって、太りにくい代謝状態をつくります。

／行動療法

肥満症の患者では、食行動の異常を伴うことが多いです。日常生活における肥満に結びつく行動（食事を抜く、まとめ食い、ながら食い、つられ食い、早食いなど）を明らかにし、はたらきかけます。また、環境因子も深くかかわるため、家族を含めた患者の生活背景の問題点を抽出し、行動療法へ結びつけることが重要です。

引用・参考文献

1）田中越郎. "肥満とダイエット". 好きになる生化学：生体内で進み続ける化学反応. 東京, 講談社サイエンティフィク, 2012, 41-6.
2）宮崎滋. 診療ガイドライン at a glance：肥満症診療ガイドライン 2016. 日本内科学会雑誌, 107（2）, 2018, 262 ～ 8.
3）厚生労働省. 肥満と健康. （https://www.e-healthnet.mhlw.go.jp/information/food/e-02-001.html, 2020 年 2 月閲覧）.

5　筋肉量

東京医科大学病院栄養管理科　ほそかわ・みさと　**細川実里**　　東京医科大学病院栄養管理科　たけだ・かなこ　**武田佳奈子**

筋肉量からわかること

　筋肉は、平滑筋、心筋、骨格筋の生理機能の異なる3種類に分類されます。平滑筋は内臓や血管を、心筋は心臓をかたちづくり、骨格筋は関節をまたいで骨に付着しています。とくに骨格筋は中枢からの命令によって収縮・弛緩することで、身体運動や姿勢保持、皮膚を動かして表情をつくる、排尿・排便を我慢するなどの日常生活の動作や呼吸運動、熱産生や体水分の調整、静脈還流の促進などのはたらきがあります。

　人体にはおよそ430種類の骨格筋があり、体重全体の約40％を占めています。骨格筋は随意的に動かすことができ、栄養や運動で変化しやすいため、骨格筋から栄養状態がわかります。骨格筋の減少は低栄養をまねき、日常生活動作（ADL）や生活の質（QOL）を低下させます。身体機能の能力を骨格筋量・筋力で評価し、必要なエネルギー量・たんぱく質量を推定することができます。

評価方法

　骨格筋量の評価方法は、BIA法（インピーダンス法）、CT、DXA法（二重エネルギーX線吸収法）、超音波法などがあります（**表1**）[1,2]。検査機器がない場合は、下腿周囲長（CC）、SMI（四肢骨格筋量）の推定式などが用いられ、簡便な方法としては、指輪っかテスト（**33ページ参照**）[1]があります。これらの方法から骨格筋量の減少の有無を評価し、栄養指導や運動指導を行い、数値の変化を評価することで、効率的な指導となります。

栄養管理と栄養指導

栄養管理

　骨格筋を量的・質的に低下させる要因としては、低栄養、加齢、安静臥床、ギプス固定での身体活動の低下、中枢神経疾患や脊椎損傷による脱神経、無重力、高血圧、心不全、呼吸障害、糖尿病、腎障害、悪性新生物、HIVなどの慢性疾患、手術による侵襲などがあげられます。また、高齢者におけるサルコペニア、フレイル、カヘキシアは、骨格筋の減少自体が大きな原因となります（**表2**）[3]。原因疾患のある場合は、原因疾患の除去・治療に並行して栄養管理を行います。

　糖尿病ではインスリンが体内で十分にはたらかなくなります。インスリンには血糖値を調整するだけでなく、細胞の増殖や成長を促す作用

表 1 ▶ 骨格筋量の評価方法（文献 1、2 より作成）

BIA 法	四肢骨格筋量（SMI）が男性 7.0kg/m² 未満、女性 5.7kg/m² 未満がサルコペニアのカットオフ値（AWGS）
CT	第 3 腰椎レベルの腸腰筋面積を身長で補正した数値（PMI）から 男性 6.36cm²/m²、女性 3.92cm²/m² がサルコペニアのカットオフ値（AWGS）
DXA 法	SMI が男性 7.0kg/m² 未満、女性 5.4kg/m² 未満（AWGS）
SMI の推定式	男性：0.220 × BMI + 2.991 女性：0.141 + BMI + 3.337 男性 6.87kg/m² 以下、女性 5.46kg/m² 以下がサルコペニアのカットオフ値
超音波法	大腿直筋の筋厚において男性 20mm、女性 16mm が骨格筋減少のカットオフ値
下腿周囲長（CC）	男性 34cm 未満、女性 33cm 未満が日本人の入院患者における骨格筋減少のカットオフ値 生体構成成分損失症候群の診断に用いられる指標
指輪っかテスト	ふくらはぎのもっとも太い部分を両手の親指と人さし指で囲み、 「囲めない」「ちょうど囲める」「隙間ができる」の順にサルコペニアの可能性が高いという 自己判定方法

（AWGS：アジアサルコペニアワーキンググループ）

第 2 章　筋肉量と皮下脂肪量に関する検査

もあります。インスリンの作用不足が起こると、筋肉細胞の増殖や成長が妨げられて筋肉の減少につながると考えられています。

慢性腎臓病では、体外に排泄されるべき老廃物が体内に蓄積します。この老廃物のなかの「尿毒素」という毒性をもつ物質が細胞内の代謝異常をひき起こし、筋萎縮を惹起します。

肝機能低下時では、分岐鎖アミノ酸の低下、重症化に伴う日常運動機能の低下、肝由来の液状因子などがサルコペニアの要因となり得ます。また、肝臓におけるエネルギー産生能の低下と安静時エネルギー消費の増大、グリコーゲン貯蔵量の低下は、全身的な代謝にも大きな影響を与えます。生体にとって重要なグルコース代謝のホメオスタシスを保つために筋肉からはグリコーゲンやアミノ酸が供給され、結果として骨格筋の崩壊が進行します。さらには肝臓におけるアンモニア処理能の低下から、アンモニア代謝の基質である分岐鎖アミノ酸が消費され、血清中の分岐鎖アミノ酸は低下します。分岐鎖アミノ酸には骨格筋を維持・増大させる効果が知られており、分岐鎖アミノ酸の減少もサルコペニアを進行させる要因となります。

筋肉減少予防の指導

加齢に伴う筋蛋白の同化抵抗性に対して、レジスタンス運動とたんぱく質摂取が重要です。レジスタンス運動は、最大挙上重量（1RM）の 70 ～ 80％程度、高齢者の場合には 40％程度の負荷で運動を行います。これに回数・セット数を乗じます。また、トレーニングの休止により得られた効果は低下し、休止期間が長期であれば効果が消失してしまうので、継続したトレーニングが重要です。

アミノ酸を摂取するタイミングは、運動直後が推奨されることが多く、これは運動の 1 ～ 2 時間後に筋蛋白合成反応が高まるフェーズがあるためです。しかし、たんぱく質として摂取した場合には、血中のアミノ酸濃度が上昇するまでの時間を考慮しておく必要があります。若年者では摂取後 1 時間、高齢者では摂取後約 3 時

表 2 ▶ 生体構成成分喪失症候群の診断に用いられる指標（文献 3 より引用）

診断基準の指標	フレイル	サルコペニア	カヘキシア
体重減少	○		○
BMI			
FFM（除脂肪体重）			○
SMI（骨格筋指数）		○	
握力	○	○	○
歩行速度	○	○	
消耗（疲労）	○		
活動（運動）	○		
食欲不振			○
血液所見（血清蛋白、炎症）			○

間でアミノ酸濃度がピークを迎えます。そのため、高齢者のたんぱく質摂取は運動直後にこだわる必要性は低く、3 食のたんぱく質摂取のバランスをととのえることを考慮します。1 日をとおして血中アミノ酸濃度をある程度高く維持しておくべきという観点から、3 食のたんぱく質摂取量を均一に保ち、不足している時間帯があれば、その時間帯の摂取量を増加させる指導を行います。

◢ 引用・参考文献 ◣

1) 飯島勝矢. サルコペニア危険度の簡易評価法「指輪っかテスト」. 臨床栄養. 125（7）, 2014, 788-9.
2) 栢下淳ほか編. "栄養不良時の栄養". リハビリテーションに役立つ栄養学の基礎. 第 2 版. 東京, 医歯薬出版, 2018, 63-7.
3) 櫻井洋一. 総説：外科手術患者の臨床的アウトカム予測因子としてのフレイル：フレイルの診断とフレイルアセスメントの重要性. 臨床栄養. 136（1）, 2020, 18-28.
4) 上月正博編. "運動医学". 新編 内部障害のリハビリテーション. 第 2 版. 東京, 医歯薬出版, 2017, 11-35.
5) 野村卓生. 糖尿病患者の運動障害に対する臨床研究と理学療法介入. 理学療法学. 40（8）, 2013, 696-702.
6) 濱田康弘. 腎不全の栄養管理における静脈栄養の意義と実際. 日本静脈経腸栄養学会雑誌. 33（3）, 2018, 848-52.
7) 一般社団法人日本肝臓学会. 肝疾患におけるサルコペニア判定基準（第 1 版）.（https://www.jsh.or.jp/files/uploads/ 肝疾患におけるサルコペニア判定基準（第 1 版）20170627.pdf, 2020 年 2 月閲覧）.
8) 宮地元彦編. "疾患予防と改善のための身体活動のエビデンス". はじめてとりくむ身体活動支援：メタボ・フレイル時代の栄養と運動. 東京, 医歯薬出版, 2019, 59-67.

③ 下腿周囲長（CC）

☑ どんな検査なの？

　「指輪っかテスト」では、指で輪っかをつくってふくらはぎを囲んでチェックします。サルコペニアの可能性があると判断されれば、サルコペニアの診断基準を用いて診断します。サルコペニアとは、加齢や疾患により全身の筋肉量が減少することです。転倒・骨折、寝たきりなどの原因になり、身体的な障害や QOL の低下、死につながるリスクを伴っています。そのため十分な栄養の摂取や、体力維持・筋力増加のための運動により、サルコペニアを予防することが重要です。

☑ 生活・食事で気をつけること

　骨格筋量、筋力、身体機能は、たんぱく質の摂取量に深く関係します。高齢者では、若年者に比べて、蛋白質合成によって筋肉を成長させるはたらきが弱いため、1日の骨格筋での蛋白質合成を維持するためには、毎食で良質なたんぱく質を 25 〜 30g 摂取する必要があります。また、ビタミン D の十分量の摂取で、筋力増強、転倒予防、骨折予防のエビデンスがあります。筋力低下を予防する運動も大事です。踵の上げ下げ（図）で、ふくらはぎの筋肉を鍛える運動ができます。

●たんぱく質を多く含む食品：肉類、魚介類、大豆製品、卵、乳製品など。
●ビタミン D を多く含む食品：魚類、きのこ類など。

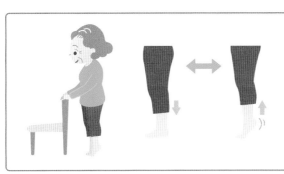

①まっすぐ立ったまま、いすの背に手を乗せる。
②3 秒数えながら、踵をゆっくりと高く上げる。
③次も 3 秒数えながら、床につく直前までゆっくりと踵を下ろす。
④10 〜 15 回ほど行う。

図 ▶ 踵の上げ下げ

東京医科大学病院栄養管理科主査　きくち・きょうこ　**菊地景子**

4 体脂肪量

☑ どんな検査なの？

　体脂肪量の測定値は、体の水分量の変化に影響を受けやすいので、測定前には、飲食、運動、入浴は避けて、同じ時間に同じ状態で測定します。

☑ 基準値と異常値

	標準	軽度	中等度	重度
男性 （全年齢）	10～20%	20%～	25%～	25～30%
女性 （18歳以上）	20～30%	30%～	35%～	40%～

☑ 生活・食事で気をつけること

　肥満症では、食事療法と運動療法が基本です。食事療法では、食事の量を減らし、摂取エネルギー量を調整することで肥満に伴う健康障害の改善が期待できます。このとき、ビタミンやミネラル類が不足しないように、主食・主菜・副菜をそろえて栄養素に偏りのないバランスのよい食事を意識しましょう。また、ながら食いや早食いは食べすぎてしまう原因となるので、注意が必要です。運動療法では、ウオーキングやジョギングなどのトレーニングを継続することで、基礎代謝を高め、痩せやすい体になります。

東京医科大学病院栄養管理科　むとう・みきこ　武藤美紀子

第3章

エネルギー消費量に
関する検査

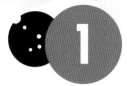

1 基礎エネルギー消費量（BEE）

東京医科大学病院栄養管理科科長　宮澤靖
みやざわ・やすし

検査からわかること

基礎代謝とは、心身ともに安静な状態のときに生命維持のために消費される必要最小限のエネルギー量のことです。心臓や中枢系のはたらきなど、不随意の活動によるものが多くを占めます。そのため、われわれは生きているだけで、たとえ寝ていても、多くのエネルギー量を必要とします。必要な最低エネルギー量を算出するのが、基礎エネルギー消費量算出式です。

算出には、測定値より算出する方法と簡易式から求める方法があります。測定値より算出する間接熱量計は、きめ細かなエネルギー消費量の測定に適しており、値から各人のその時期の必要エネルギー量を推測することができます。刻々と状態が変化するような患者のエネルギー消費量と、推定する所要量を決定することができる利点があります。しかし、簡易になったとはいえ装置は高価であり、あらゆる施設に設置されているわけではありません。

検査値の見方

呼吸商と安静時エネルギー消費量

エネルギー消費量（EE）は、最近では簡便な自動間接熱量計（indirect calorimetry）の開発・普及により、病床で測定可能となりました。呼気ガス分析によって酸素（O_2）消費量と二酸化炭素（CO_2）産出量を測定し、呼吸商（RQ）と安静時エネルギー消費量（REE）を間接的に算出する方法です。エネルギー源となる物質には、糖質、脂質、たんぱく質がありますが、どのエネルギー源が主たるものであるかはRQから推定されます。RQは産生されたCO_2と消費O_2との商を表します。

● $RQ = VCO_2/VO_2$

RQが1以上のときは糖質が利用され、脂肪合成に向かえば、理論的にはRQが9以上にもなる可能性がありますが、臨床的には1を超えることはほとんどありません（**54ページ参照**）。一方、RQが0.7のときは脂肪利用を示し、0.7以下の際は飢餓状態でケトン体産生（ケトーシス）を示します。

最近では、安静時では呼吸商が一定で、個人の呼吸商のばらつきも0.78〜0.87であり、呼吸変動においては無視してよい数値であるため、呼気中のCO_2の測定を行わなくても安静時の消費エネルギーの測定はO_2消費量からの推定でよいとする考えもあります[1]。この考えに基づいて、さらに簡便に小型化され、携行も可能な簡易熱量計も開発され、臨床にも応用されています。

表 ▶ Harris-Benedict の式と活動係数・ストレス係数 （文献2より）

Harris -Benedict の式　基礎エネルギー消費量（kcal/ 日）
●男性：66.47 + 13.75W + 5.0H − 6.76A ●女性：655.1 + 9.56W + 1.85H − 4.68A W：体重（kg）、H：身長（cm）、A：年齢（年）

activity factor
寝たきり：1.0、歩行可：1.2、労働：1.4〜1.8

stress factor		
術後3日間	軽度：1.2	胆嚢・総胆管切除、乳房切除
	中等度：1.4	胃亜全摘、大腸切除
	高度：1.6	胃全摘、胆管切除
	超高度：1.8	膵頭十二指腸切除、肝切除、食道切除
臓器障害		1.2 + 1臓器につき0.2ずつ up（4臓器以上は2.0）
熱傷		熱傷範囲10%ごとに0.2ずつ up（Max は2.0）
体温		1.0℃上昇→ 0.2ずつ up （37℃：1.2、38℃：1.4、39℃：1.6、40℃以上：1.8）

Harris-Benedict の式と基礎エネルギー消費量

　装置があったとしても、すべての患者に使用するわけにはいかず、通常は Harris-Benedict の式（表）[2] を用いて、基礎エネルギー消費量（BEE）を推定します。

25 〜 30kcal/kg/day の簡易式

　侵襲時にエネルギー消費量は上昇しますが、病態や治療介入によって代謝動態が経時的に変化するため、それに見合ったエネルギー必要量を正確に補充することは困難です。

　目標エネルギー必要量を算出する方法として、間接熱量計による測定や Harris-Benedict の式などによる計算が報告されていますが、25 〜 30kcal/kg/day の簡易式を用いてもよい[3] とされており、それぞれに長所と短所があります。

　測定値の場合、患者のエネルギー消費量は刻々と変化するので、ある時間における測定値は、その後のエネルギー消費量と一致するとは限らず、また、高濃度酸素投与下では測定値が不正確となるためです。

　一方、簡易式は、簡便で特別な機器は不要ですが、間接熱量測定の結果とは正確に一致せず、慎重に用いる必要があります[3]。とくに、Harris-Benedict の式は、BEE にストレス係数と活動係数を乗じてエネルギー投与量を算出しますが、この係数に科学的な根拠はなく、さらに、重症病態では過剰栄養になることもあり、係数を掛けずに算出した BEE が推定される安静時エネルギー消費量をより正確に示すとの報告もあります[4]。

　日本人の体格を考慮しても、過剰栄養投与とならないように注意をする必要があります。間接熱量計の測定結果に基づいた栄養管理を評価

する研究では、2編の RCT では死亡率に差はなく[5, 6]、Singer ら[6]の報告では間接熱量測定群でICU 在室期間が延長しているため、現時点ではベッドサイドでの判断が必要であると思います。

▎引用・参考文献

1) 鳥井嘉彦. "携帯用簡易熱量計". 今なぜエネルギー代謝か：生活習慣病予防のために. 細谷憲政編. 東京, 第一出版, 2000, 83-96.
2) 東口髙志. 鈴鹿中央総合病院 NST. Old & New. 1998.
3) Walker, RN. et al. Predictive equations for energy needs for the critically ill. Respir. Care. 54 (4), 2009, 509-21.
4) Pirat, A. et al. Comparison of measured versus predicted energy requirements in critically ill cancer patients. Respir. Care. 54 (4), 2009, 487-94.
5) Saffle, JR. et al. A randomized trial of indirect calorimetry-based feedings in thermal injury. J. Trauma. 30 (7), 1990, 776-82.
6) Singer, P. et al. The tight calorie control study (TICACOS): a prospective, randomized, controlled pilot study of nutritional support in critically ill patients. Intensive Care Med. 37 (4), 2011, 601-9.

MEMO

MEMO

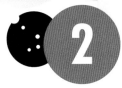

2 安静時エネルギー消費量（REE）

みやざわ・やすし
東京医科大学病院栄養管理科科長　**宮澤靖**

検査からわかること

　現在のエネルギー代謝の検査は、呼気中の酸素および二酸化炭素濃度を測定する間接熱量測定法による場合がほとんどです。短時間のエネルギー代謝を評価する場合には、ダグラスバッグ（呼気を貯留するための大きな袋）や携帯型代謝測定装置を用いることが多く[1]、24時間から1週間のエネルギー代謝の評価になるとヒューマンカロリメーター（エネルギー代謝測定室）や二重標識水法などの高額な評価法が用いられます[2]。

　エネルギー代謝の評価法は、直接熱量測定法と間接熱量測定法に大別されます。直接法は、消費されたエネルギーが熱となって放散されるため、熱量を直接的に測定することによりエネルギー消費量を知ることができます。たとえば、直接法のヒューマンカロリメーターは、取り囲む水管の水温変化、呼気中の水蒸気の気化熱、あるいは対象者の体温変化などを考慮してエネルギー消費量を測定します。しかし、非常に大規模な装置であり、活動内容も限定されるため、現在ではほとんど使用されていません。

　間接法では、食物から摂取した栄養素と酸素が化学反応を起こし、二酸化炭素を産生するというエネルギーの生成の生理的なメカニズムを利用して、呼気中の酸素および二酸化炭素の濃度と容積からエネルギー消費量を算出します。一般的に、各栄養素に保有される熱エネルギーは、炭水化物とたんぱく質で4kcal/g、脂肪で9kcal/gと考えられています。炭水化物と脂肪は最終的に二酸化炭素と水にまで分解され、たんぱく質は尿中窒素にまで分解されるので、呼吸による呼気中の酸素、二酸化炭素の濃度と容積、尿中窒素量を測定して、算出式から安静時エネルギー消費量を求めることができます。

● 間接法エネルギー消費量（kcal）

　＝ 3.941 × 酸素摂取量 ＋ 1.106 × 二酸化炭素産生量 － 2.17 × 尿中窒素量

　3大栄養素のうち摂取エネルギーに占めるたんぱく質の割合は安定しているので、たんぱく質の占める割合を12.5%と仮定すると安静時エネルギー代謝量（REE）は次のようになります。

● Weir の式 （文献3より）

　$REE = (3.9 \times VO_2 + 1.1 \times VCO_2) \times 1.44$

● 日本人のための簡易式

　男性：$BEE = 14.1 \times$（体重〔kg〕）＋ 620

　女性：$BEE = 10.8 \times$（体重〔kg〕）＋ 620

検査値の見方

　短時間の多様な活動時のエネルギー消費量を

測定する場合には専用のマスクを装着し、ダグラスバッグに呼気をため、ガス濃度分析器およびガスメーターを用いて、呼気の濃度および容積を計測します。また、携帯型の代謝測定装置では、一呼吸ごとに呼気中の濃度と容積を測定することができるため、活動中のエネルギー代謝動態をリアルタイムに知ることができます。24時間あるいはそれ以上の期間中のエネルギー消費量を正確に測定する場合には、間接法のヒューマンカロリメーターや二重標識水法が用いられます。ただし、ヒューマンカロリメーターは、生活の場所が室内に限定されるため、個人の生活実態を反映した日常のエネルギー消費量とかならずしも同じではありません。

二重標識水法は、安定同位体である重水素水（$2H_2 16O$）と酸素−18（$1H_2 18O$）を混合した二重標識水を経口投与して行う方法です。二重標識水は、体内で均一濃度に達した後、およそ1〜2週間にかけて体外へと徐々に排出されます。水素は汗や尿など、水分（H_2O）として排出されますが、酸素は水分に加えて二酸化炭素（CO_2）としての排出経路を備えています。水素と酸素の排出経路の違いを利用して、複数回にわたって採取した尿中の同位体の分析から、二酸化炭素産生量を算出します。さらに呼吸商の代用として、食物商を測定期間中の食事記録から求め、酸素消費量を算出します。この評価法の特徴は、対象者を拘束することなしに通常の生活条件下で長期間のエネルギー消費量を測定することができる点です。ただし、二重標識水が非常に高価なことや測定分析に技術を要することから、日本でも限られたグループにしか実施されていないのが現状です。

| 引用・参考文献 |

1) 田中茂穂. 間接熱量測定法による1日のエネルギー消費量の評価. 体力科学. 55（5）, 2006, 527-32.
2) 齊藤愼一ほか. 二重標識水法によるエネルギー消費量測定の原理とその応用：生活習慣病対策からトップスポーツ選手の栄養処方まで. 栄養学雑誌. 57（6）, 1999, 317-32.
3) Weir, JB. New methods for calculating metabolic rate with special reference to protein metabolism. J. Physiol. 109（1-2）, 1949, 1-9.

3 非たんぱく質熱量 / 窒素比（NPC/N 比）

東京医科大学病院栄養管理科　すぎやま・けいこ　杉山恵子

検査からわかること

　適正なたんぱく質量を摂取しても、十分なエネルギーが投与されなければ、たんぱく質はエネルギー源として消費されるか尿中に排泄されてしまい、蛋白合成に利用されません。窒素が蛋白合成に効率よく利用されているかの指標として、非たんぱく質熱量 / 窒素比（NPC/N 比）があります。NPC/N 比は、投与されたアミノ酸以外の栄養素（糖質と脂質）から計算されるエネルギー量を投与アミノ酸に含まれる窒素量（g）で割った比率であり、アミノ酸が効率よく蛋白合成に向かうための指標です。窒素 1g に対して約 150kcal のエネルギーが適正とされ、病態により設定エネルギーが変わります。投与窒素量を推計したのち、病態に応じて窒素量に見合う適正エネルギーを設定します（図）。

　近年、たんぱく質が強化された経腸栄養剤を用いる機会も増えていますが、NPC/N 比が低くなっている場合があることも留意しておかなければなりません。また、たんぱく質が強化された製剤を用いる場合には、高窒素血症に陥りやすいので、栄養剤中のたんぱく質やアミノ酸含有量、NPC/N 比を確認する必要があります。

基準値と異常値

	NPC/N 比
健常人	150 〜 200
侵襲時	100 前後
保存期腎不全	300 〜 500

検査値の見方

　NPC/N 比は下記の式で求めることができます。

● NPC/N 比 ＝（総エネルギー量）−（たんぱく質のエネルギー量）/ 窒素量

　窒素量は、たんぱく質中に占める窒素の割合が約 16％なので「たんぱく質量× 0.16」となります。たとえば、高カロリー輸液の総エネルギー量が 720kcal、たんぱく質が 30g の場合は以下のようになります。

● NPC/N
＝（720kcal）−（30g × 4kcal）/30 × 0.16
＝ 600/4.8
≒ 125

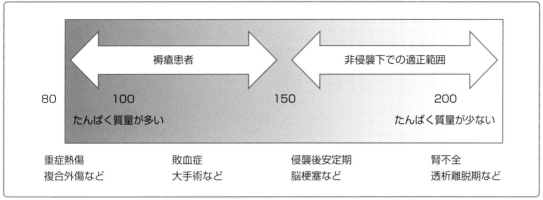

図 ▶ NPC/N 比の目安

栄養管理と栄養指導

栄養管理は、病態、体重、BMI、体重の増減、生化学検査などをあわせてモニタリングします。

重症病態患者

外傷、熱傷、重症感染症、多臓器不全の患者では、代謝状態は日々変動するため、理論的には尿素窒素排泄量に従って決定すべきですが、血清アルブミン、RTP などの栄養アセスメント、血液生化学検査などのモニタリングに基づいて調整します。侵襲が強いと NPC/N 比は低いほうが蛋白代謝改善に有効なため、100 を目安に調整します。

腎不全

腎機能障害を有する患者におけるたんぱく質の過剰投与は、腎機能をさらに悪化させる可能性があるため、腎機能を厳重にモニタリングすることが大切です。高カロリー輸液用基本溶液に腎不全用アミノ酸製剤を加えることにより、NPC/N 比は 600 程度となります。血液透析患者の場合には、NPC/N 比を高くする必要はありません。この処方では投与アミノ酸が不足してしまいます。血液透析では 10 〜 15g/1 回透析のアミノ酸が失われるため、十分に補う必要があります。

呼吸不全

努力性呼吸であるため、呼吸筋の負担が大きくなります。そのエネルギー代謝には分岐鎖アミノ酸（BCAA）が利用されているので、アミノ酸投与量を通常より増やして NPC/N を 100 前後とします。

引用・参考文献

1) 日本静脈経腸栄養学会編. "重症病態". 静脈経腸栄養ガイドライン. 第 3 版. 東京, 照林社, 2013, 237.

2) 一般社団法人日本静脈経腸栄養学会編. "栄養評価". 一般社団法人日本静脈経腸栄養学会静脈経腸栄養テキストブック. 東京, 南江堂, 2017, 164-6.

3) 井上善文. "TPN（中心静脈栄養）の基本と応用". 栄養管理テクニック 1：静脈栄養. 東京, 照林社, 2015, 138-9.

4 呼吸商（RQ）

東京医科大学病院栄養管理科　<ruby>杉山恵子<rt>すぎやま・けいこ</rt></ruby>

検査からわかること

呼気ガス中の酸素消費量と二酸化炭素産生量を分析し、尿中の窒素量も考慮してエネルギー消費量を算出します。ダグラスバッグ法が主流でしたが、近年はブレスバイブレス法やヒューマンカロリメーターによって簡便にできるようになりました。酸素摂取量と二酸化炭素排出量から呼吸商（RQ）を求めると、栄養素の燃焼比を推定できます。

基準値と異常値

●呼吸商＝二酸化炭素排出量 / 酸素摂取量

栄養素	発生する熱量（kcal/g）	消費酸素量（L/g）	排出二酸化炭素量（L/g）	呼吸商
糖質	4.1	0.75	0.75	1.0
脂質	9.3	2.01	1.39	0.7
たんぱく質	4.2	0.94	0.75	0.8

検査値の見方

糖質のみが利用される場合は1.0であり、脂質のみ利用される場合は約0.7になります。呼吸商の値から、Zunts Schumburg-Lusk の表を用いることで、糖質と脂質に由来するエネルギー代謝量が求められます。測定された VO_2（時間あたりの O_2 消費量）と VCO_2（時間あたりの CO_2 産生量）からたんぱく質をそれぞれ差し引き、糖質と脂質のみによる呼吸商を、非たんぱく質呼吸商（NPRQ）といいます。

日常生活において、NPRQは $0.707 \sim 1.0$ の間を変動し、この値をもとに3大栄養素の燃焼割合を推定することができます。糖質と脂質の燃焼に要した酸素1Lあたりの発生エネルギー量をまとめたものが表です。呼気分析と尿中窒素量から発生エネルギー量を求めます。

1 時間あたりの O_2 消費量（VO_2）＝ 20.0L

1 時間あたりの CO_2 産生量（VCO_2）＝ 17.0L

1 時間あたりの尿中 N 排泄量（排泄 N）＝ 0.5g

●非たんぱく質呼吸商

$$= VCO_2（L）- 排泄 N（g）\times 4.75（L/g）/VO_2（L）- 排泄 N（g）\times 5.94（L/g）$$

非たんぱく質呼吸商は約0.86になります。表にあてはめると、非たんぱく質呼吸商の値に対応する O_2 1Lあたりの発生エネルギー量は4.875kcalになります。糖質および脂質由来のエネルギー量は、この数値を用いて求めます。

$$（VO_2 - たんぱく質燃焼による VO_2）\times O_2 1Lあたりの発生エネルギー$$

$$= 83.02kcal$$

NPRQ	燃焼比率（%）		発生熱量 (kcal/O$_2$)	NPRQ	燃焼比率（%）		発生熱量 (kcal/O$_2$)
	糖質	脂質			糖質	脂質	
0.707	0.0	100.0	4.686	0.86	54.1	45.9	4.875
0.71	1.1	98.9	4.690	0.87	57.5	42.5	4.887
0.72	4.8	95.2	4.702	0.88	60.8	39.2	4.899
0.73	8.4	91.6	4.717	0.89	64.2	35.8	4.911
0.74	12.0	88.0	4.727	0.90	67.5	32.5	4.924
0.75	15.0	84.4	4.730	0.91	70.8	29.2	4.936
0.76	19.2	80.9	4.751	0.92	74.1	26.9	4.948
0.77	22.8	77.2	4.764	0.93	77.4	22.6	4.961
0.78	26.8	73.7	4.776	0.94	80.7	19.3	4.973
0.79	29.9	70.1	4.788	0.95	84.0	16.0	4.985
0.80	33.4	66.6	4.801	0.96	87.2	12.8	4.998
0.81	36.9	63.1	4.813	0.97	90.4	9.6	5.010
0.82	40.3	59.7	4.825	0.98	93.6	6.4	5.022
0.83	43.8	56.2	4.838	0.99	96.8	3.2	5.035
0.84	47.2	52.8	4.850	1.00	100.0	0.0	5.047
0.85	50.7	49.3	4.862				

● たんぱく質由来のエネルギー量

　排泄 N（g）× 26.51 = 13.26kcal

● 1 時間あたりの発生エネルギー量

　83.02 + 13.26 = 96.28kcal

栄養管理と栄養指導

　栄養管理では、体重、体重の増減、食習慣、食事調査、安静時エネルギー消費量、必要エネルギー量、生化学検査などを経過観察します。栄養指導では、慢性閉塞性肺疾患（COPD）などの肺疾患では、二酸化炭素の排泄量を減らすために、脂質量を考慮した食事の内容にします。脂質の呼吸商は 0.7 と糖質の 1.0 よりも低く、エネルギー減で、代謝されたときの二酸化炭素産生は少なくなります。しかし、総摂取エネルギーが適切であれば、主栄養素間の比率を調整しても二酸化炭素産生量には影響がないことが米国静脈経腸栄養学会（ASPEN）のガイドラインで述べられています。また、痩せや栄養摂取量が低い患者には少量でエネルギーの多い脂質を考慮したり、筋肉量が低い患者には脂質に加えて、たんぱく質も十分に補って栄養状態の改善を目指します。食事摂取量が不十分の場合は、栄養補助食品なども利用し、必要なエネルギー量を満たすようにします。

引用・参考文献

1) 河田光博ほか編. "呼吸器系". 解剖生理学：人体の構造と機能. 第 2 版. 東京, 講談社, 2007, 110-1.
2) 河田光博ほか編. "運動に必要なエネルギー". 人体の構造と機能及び疾病の成り立ち：栄養解剖生理学. 東京, 講談社, 2019, 35-7.
3) 岩堀修明. "呼吸器系". 管理栄養士を目指す学生のための解剖生理学テキスト. 第 4 版. 東京, 文光堂, 2016, 191.

⑤ 総エネルギー消費量（TEE）

☑ どんな検査なの？

●基礎代謝量＝基礎代謝基準値（kcal/kg 体重／日）× 参照体重（kg）

　基礎代謝量は、代表値（基礎代謝基準値）と該当年齢の平均的な体重（参照体重）によって算出されます。基礎代謝が高まると、運動しないときでも消費エネルギーが増えるので、太りにくい体質となり、また、低いと太りやすい体質となります。エネルギー消費量は筋肉がもっとも多く、筋肉量の多い人が基礎代謝が大きいといえます。一般的に加齢とともに筋肉量は減少していくため、基礎代謝量も低くなっていくと考えられます。

年齢（歳）	男性			女性		
	基礎代謝基準値 （kcal/kg 体重／日）	参照体重 （kg）	基礎代謝量 （kcal／日）	基礎代謝基準値 （kcal/kg 体重／日）	参照体重 （kg）	基礎代謝量 （kcal／日）
30～49	22.3	68.5	1,530	21.7	53.1	1,150
50～69	21.5	65.3	1,400	20.7	53.0	1,110
70以上	21.5	60.0	1,290	20.7	49.5	1,020

●身体活動レベル

　身体活動レベルとは、1 日あたりの総エネルギー消費量を 1 日あたりの基礎代謝量で割った指標です。日常生活の身体活動レベルによって、1 日に必要なエネルギー量は変わってきます。

身体活動レベル（18～69 歳）		日常生活の内容
低い（Ⅰ）	1.50（1.40～1.60）	生活の大部分が坐位で、静的な活動が中心の場合。
ふつう（Ⅱ）	1.75（1.60～1.90）	坐位中心の仕事だが、職場内での移動や立位での作業・接客など、あるいは活動・買い物・家事、軽いスポーツなどのいずれかを含む場合。
高い（Ⅲ）	2.00（1.90～2.20）	移動や立位の多い仕事への従事者。あるいは、スポーツなど余暇における活発な運動習慣をもっている場合。

●推定エネルギー必要量＝基礎代謝量×身体活動レベル

☑ 生活・食事で気をつけること

　エネルギー（カロリー）なんて気にしないで、おいしいものを食べたいだけ食べられればよいのですが、現在の日本では、普通に食べてもエネルギー（カロリー）オーバーになってしまいます。健康になるための第 1 ステップとして、自分にとっての 1 日の推定エネルギー必要量のめやすを知っておきましょう。

東京医科大学病院栄養管理科科長　宮澤靖
みやざわ・やすし

第4章

血液一般に
関する検査

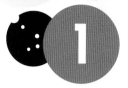 1 赤血球（RBC）／ ヘモグロビン（Hb）

東京医科大学腎臓内科学分野　つじもと・りゅうじ　**辻本隆史**　東京医科大学腎臓内科学分野准教授　ながおか・ゆめ　**長岡由女**

検査からわかること

　赤血球（RBC）は血液の主成分であり、酸素を肺から全身へ運んでいます。ヘモグロビン（Hb、血色素）は赤血球のなかに存在する蛋白質で、酸素と結合することで赤血球が酸素を運搬することを可能にしています。ヘモグロビンは、鉄を含むヘムという色素とグロビンという蛋白質からできています。血液が赤くみえるのは、ヘモグロビンの影響です。血液検査において、赤血球数は血液1μL中に含まれる赤血球の個数、ヘモグロビンは血液1dL中に含まれるヘモグロビン量（g）で表されます。赤血球は、骨髄に存在する造血幹細胞から分化・成熟を経てつくられます。この分化・成熟を調整しているのが、腎臓で産生されるエリスロポエチンという造血ホルモンです。赤血球は体の血液のなかを循環し、最終的には脾臓や肝臓で破壊されます。赤血球の寿命は約120日といわれています。赤血球数とヘモグロビンの値により、赤血球数の絶対的な低下、または増加がわかり、貧血や多血の評価ができます。

基準値と異常値

　赤血球数は自動血球計数器により測定され、ヘモグロビンはシアンメトヘモグロビン法により測定されます。

成人男性	RBC	427万〜570万/μL
	Hb	13.5〜17.6g/dL
成人女性	RBC	376万〜500万/μL
	Hb	11.3〜15.2g/dL

検査値の見方

　赤血球の異常は、おもに減少（貧血）と増加（多血）に分けられますが、疾患の頻度としては貧血が圧倒的に多いです。貧血を来す病態はさまざまであり、赤血球の容積（MCV、**61ページ**）により、小球性貧血、正球性貧血、大球性貧血に分類することができます。各貧血を来す疾患を**表1**に示します[1]。

　小球性貧血で頻度の多いのは鉄欠乏性貧血であり、小球性貧血をみた場合は、血清鉄やフェリチン、総鉄結合能（TIBC、**142ページ**）などの検査で鉄が不足しているかを評価することが重要です。また、鉄欠乏性貧血と診断した場合は、鉄欠乏の原因を検索する必要があります。よくある原因としては、月経過多、消化管出血、摂取不足（偏食、ダイエット）などが考えられます。

表1 ▶ **貧血の分類** （文献1を参考に作成）

小球性貧血 （MCV ＜ 80fL）	・鉄欠乏性貧血（月経過多、消化管出血、偏食による） ・慢性炎症に伴う貧血 ・サラセミア ・鉄芽球性貧血
正球性貧血 （MCV 80 〜 100fL）	・再生不良性貧血・赤芽球癆 ・急性白血病 ・大量出血直後 ・自己免疫性溶血性貧血 ・腎性貧血 ・悪性リンパ腫やがんの骨髄浸潤・転移 ・骨髄線維症 ・形質細胞性骨髄腫 ・遺伝性溶血性貧血 ・微小血管性溶血性貧血（TTP/HUS/DIC など） ・発作性夜間血色素尿症
大球性貧血 （MCV ＞ 100fL）	・巨赤芽球性貧血（ビタミン B_{12} 欠乏、葉酸欠乏） ・骨髄異形成症候群（MDS） ・甲状腺機能低下症 ・肝硬変

＊ TTP：血栓性血小板減少性紫斑病、HUS：溶血性尿毒症症候群、DIC：播種性血管内凝固症候群

表2 ▶ **多血の原因** （文献2を参考に作成）

循環血液量全体の増加	血球成分↑	真性赤血球増多症（腫瘍性増殖）
		二次性赤血球増多症 （低酸素血症、腫瘍産生によるエリスロポエチン上昇）
循環血液量全体の低下	血球成分→	相対的赤血球増多症（脱水、ストレス、喫煙など）

　正球性貧血の原因としては、溶血性貧血、骨髄疾患、慢性疾患に伴う貧血などがあります。また、消化管出血などの急性大量出血の直後は正球性貧血を呈します。慢性腎不全に伴う腎臓でのエリスロポエチン産生低下で生じる腎性貧血も正球性貧血に含まれます。

　大球性貧血の原因としては、巨赤芽球性貧血があげられます。巨赤芽球性貧血は、ビタミン B_{12} や葉酸の欠乏が原因となるため、それらの測定および欠乏の原因を検索する必要があります。

　一方、多血を呈する原因としては、赤血球が骨髄で腫瘍性に増殖する真性赤血球増多症、エリスロポエチン産生腫瘍（腎がん、肝細胞がんなど）や低酸素血症によりエリスロポエチンが上昇する二次性赤血球増多症、循環血液量が減少することにより相対的に赤血球量が増加する相対的赤血球増多症（脱水、ストレス、喫煙など）があります（**表2**）[2]。

栄養管理と栄養指導

　鉄欠乏性貧血に対しては、鉄分の多い食事をとるように指導します。鉄分の多い食品はかつおやまぐろなどの赤身魚、レバーや赤身肉、しじみやあさりなどの貝類、青菜、豆類、海藻類

などです。鉄は種類によって吸収されやすさが異なります。植物性食品に含まれる鉄（非ヘム鉄）は、動物性食品に含まれる鉄（ヘム鉄）に比べて吸収されにくいですが、動物性たんぱく質やビタミンCと一緒にとると吸収がよくなります。ビタミンCはピーマンやブロッコリーなどの野菜、みかんやいちごなどのくだものに多く含まれています。

引用・参考文献

1) 進藤岳郎. "ヘモグロビン（血色素）濃度（Hb），ヘマトクリット（Ht），赤血球数（RBC），赤血球指数". 日常診療のための検査値のみかた. 野村文夫ほか編. 東京, 中外医学社, 2015, 316-8.
2) 野口善令編. "赤血球". 診断に自信がつく検査値の読み方教えます！：異常値に惑わされない病態生理と検査特性の理解. 東京, 羊土社, 2013, 26-39.
3) 黒川清ほか編. "血液・凝固・線溶系検査". 臨床検査データブック 2019-2020. 高久史麿監修. 東京, 医学書院, 2019, 346-8.

MEMO

2 赤血球指数（MCV、MCH、MCHC）

東京医科大学腎臓内科学分野　つじもと・りゅうじ　辻本隆史　東京医科大学腎臓内科学分野准教授　ながおか・ゆめ　長岡由女

検査からわかること

　赤血球指数とは、赤血球1個の平均容積を示す平均赤血球体積（MCV）、赤血球1個のなかに入っているヘモグロビン（Hb、**58ページ**）量を示す平均赤血球ヘモグロビン量（MCH）、赤血球1個の容積中にどのくらいのヘモグロビンが占めているのかを示す平均赤血球ヘモグロビン濃度（MCHC）の3種類があります。これらの値を確認することで赤血球の状態がわかり、貧血の原因を鑑別するのに役立ちます。

基準値と異常値

MCV	83.6〜98.2fL
MCH	27.5〜32.2pg
MCHC	31.7〜35.3%

　赤血球指数は、赤血球数（RBC）、ヘモグロビン（Hb）、ヘマトクリット（Ht）とともに自動血球計数器で同時に算出されます。ヘマトクリットは血液中に占める赤血球容積の割合を表しています（単位は％）。

検査値の見方

　MCV は赤血球1個の平均容積（赤血球の大きさ）を示します。

● MCV（fL）

　$= Ht（\%）/RBC（10^6/\mu L）\times 10$

　MCH は赤血球1個のなかに入っている平均ヘモグロビン量（赤血球の重さ）を示します。

● MCH（pg）

　$= Hb（g/dL）/RBC（10^6/\mu L）\times 10$

　MCHC は赤血球1個のなかの平均ヘモグロビン濃度（赤血球の濃さ）を示します。

● MCHC（%）$= Hb（g/dL）/Ht（\%）\times 100$

　赤血球に異常を来す疾患は多く、とくに貧血において赤血球指数を用いることで疾患の鑑別を行いやすくなります。貧血をみた場合、まずMCV をチェックします。MCV 値が80fL 以下を小球性貧血、81〜100fL を正球性貧血、101fL以上を大球性貧血と呼びます。また、MCHC 値が30％以下を低色素性貧血、31〜36％を正色素性貧血と呼びます。MCV が低下すればMCHC も低下するため、小球性貧血は小球性低色素性貧血ともいいますが、MCV が上昇してもMCHC が上昇することは通常なく、「高色素性貧血」という用語は用いられません。MCH はMCV とほぼ同じ臨床的意義をもつため、あま

表 ▶ MCV、MCHC による貧血の分類

MCV（fL）	80 以下	81 〜 100	81 〜 100 または 101 以上	101 以上
MCHC（%）	30 以下	31 〜 36	31 〜 36	31 〜 36
分類	小球性低色素性貧血	正球性正色素性貧血	正球性正色素性貧血または大球性貧血	大球性貧血
疾患	鉄欠乏性貧血 慢性炎症による貧血 サラセミア 鉄芽球性貧血	再生不良性貧血 脾機能亢進症 急性白血病 骨髄線維症	自己免疫性溶血性貧血 遺伝性溶血性貧血 微小血管性溶血性貧血 発作性夜間血色素尿症 骨髄異形成症候群	巨赤芽球性貧血 ・ビタミン B_{12} 欠乏 ・葉酸欠乏 肝硬変 甲状腺機能低下症

り鑑別には用いません。

　MCV が 80fL 以下、MCHC が 30％以下の場合は、小球性低色素性貧血といいます。これは赤血球の産生に必要な鉄などが不足し、ヘモグロビンの合成が行われず、細胞内のヘモグロビンが少ない状態です。MCV が 81 〜 100fL、MCHC が 31 〜 36％とどちらも正常範囲である場合は、正球性正色素性貧血といいます。これは、骨髄での赤血球の産生過程に問題がある再生不良性貧血や骨髄占拠性病変、エリスロポエチン産生の低下（腎性貧血）などの病態、産生過程は正常でもその後の出血や溶血などのために貧血を来す病態まで、さまざまな原因が含まれます。さらに、MCV が 101fL 以上、MCHC が基準値の 31 〜 36％の場合は、大球性貧血と分類しています。これは、ビタミン B_{12} や葉酸欠乏のために DNA 合成障害が起こり、赤血球が大型化している状態です。MCV と MCHC の値をみることで、貧血にかかわる種々の疾患のなかから原因となる病態をしぼっていくことができます。分類を表にまとめます。

栄養管理と栄養指導

　栄養異常が関与している病態は、ビタミン B_{12} や葉酸の欠乏による巨赤芽球性貧血です。ビタミン B_{12} は肉や魚といった動物性たんぱく質に含まれており、それらを摂取しないベジタリアンや神経性食思不振症患者、低栄養患者で欠乏するリスクがあります。ビタミン B_{12} 欠乏のおもな原因は胃全摘後や悪性貧血などの吸収障害が大部分を占めますが、先述のような背景をもった巨赤芽球性貧血の患者には、動物性たんぱく質を積極的にとるように指導するのがよいでしょう。葉酸は、レバーや緑黄色野菜、くだものなどに多く含まれています。調理や長期保存による酸化によって葉酸は壊れてしまうため、新鮮な生野菜やくだものをとると効率よく葉酸を摂取できます。

┤引用・参考文献├

1）矢冨裕ほか編. "赤血球指数". 今日の臨床検査 2019-2020. 櫻林郁之介監修. 東京, 南江堂, 2019, 60-1.
2）進藤岳郎. "ヘモグロビン（血色素）濃度（Hb）, ヘマトクリット（Ht）, 赤血球数（RBC）, 赤血球指数". 日常診療のための検査値のみかた. 野村文夫ほか編. 東京, 中外医学社, 2015, 316-8.
3）黒川清ほか編. "血液・凝固・線溶系検査". 臨床検査データブック 2019-2020. 高久史麿監修. 東京, 医学書院, 2019, 346-8.

3 白血球（WBC）／分画

東京医科大学腎臓内科学分野 **加藤美帆**　東京医科大学腎臓内科学分野講師 **長井美穂**

かとう・みほ　ながい・みほ

検査からわかること

白血球は血液に含まれる細胞成分です。骨髄で造血幹細胞（血液の細胞成分のもとになる細胞）からつくられます。体内に侵入した細菌やウイルスなどの異物の排除、腫瘍細胞や役目を終えた細胞の排除など、生体防御の反応にかかわります。白血球は、異物が体内に侵入して起こる炎症や白血病などの血液の病気の診断および治療経過の評価に用いられます。白血球は、好中球、好酸球、好塩基球、リンパ球、単球の5種類に分けることができます。好中球、好酸球、好塩基球を合わせて顆粒球と呼びます。白血球は単純に数だけをみるのではなく、種類のバランス（構成比率）によって、疾患の判別を行います。

好中球

細菌などの異物が体内に入ると、血管の外に出て（遊走作用）、異物を取り込み（貪食作用）、殺菌する（殺菌作用）という特徴をもちます。細菌感染などの好中球が増加する非常事態では、骨髄から未成熟段階の好中球（桿状核球）が放出され、血液中の桿状核球の割合が高くなります。

好酸球

異物を取り込み殺菌する作用（貪食作用）が

あります。好酸球の特徴は、寄生虫を殺傷するはたらきをもつことです。また、アレルギー反応による炎症にも関与し、薬剤アレルギーのほか、気管支喘息やアトピー性皮膚炎などでは好酸球の割合が増加します。

好塩基球

免疫監視のはたらきでアレルギー反応の開始に関与したり、傷口の修復といった役割もあります。アレルギー反応の際には、好塩基球からヒスタミンが放出され、かゆみを伴う発疹やじんましん、気管支喘息、アナフィラキシーショックなどをひき起こします。

リンパ球

リンパ球は骨髄で成熟するB細胞と胸腺で成熟するT細胞に分類されます。B細胞は抗体産生による体液性免疫、T細胞は直接ウイルスなどの異物を排除する細胞性免疫を担います。ウイルス感染では、一般的にリンパ球の比率が高まります。

単球

細菌などの異物を取り込む作用（貪食作用）があります。異物を取り込んだ際、リンパ球にその情報を伝える役割をもちます。情報が伝わることで、免疫反応がはじまります。

表1 ▶ 白血球が高いときに考えられる状態

好中球が増加	細菌感染症、心筋梗塞、悪性腫瘍、慢性骨髄性白血病、炎症を伴う疾患（褥瘡など）
リンパ球が増加	ウイルス感染症（伝染性単核球症、百日咳、流行性耳下腺炎など）、急性・慢性リンパ性白血病、結核、一部の慢性感染症
好酸球が増加	アレルギー疾患（気管支喘息、アトピー性皮膚炎など）、寄生虫症、猩紅熱、膠原病、血管炎、薬物アレルギー
好塩基球が増加	じんましん、甲状腺機能低下症（粘液水腫）、潰瘍性大腸炎、クローン病、骨髄増殖症疾患
単球が増加	単球性白血病、発疹性感染症（麻疹など）

基準値と異常値

検体血液

● 測定法：自動血球計数器、視算法

● 染色法：May-Grünwald-Giemsa染色、Wright Giemsa染色

● 白血球の基準値：4,000 〜 8,000/μL

白血球の種類	構成比率（%）
好中球（neutro）	40.0 〜 75.0
桿状核球（stab）	2.0 〜 13.0
分葉核球（seg）	38.0 〜 58.9
リンパ球（lympho）	26.0 〜 46.6
単球（mono）	2.3 〜 7.7
好酸球（eosino）	0.0 〜 5.0
好塩基球（baso）	0.0 〜 1.0

※各分画の増減は、割合（%）のみならず、白血球数を乗じた絶対数でも判断することが重要である。

検査値の見方

　白血球は、感染症などの炎症を起こす疾患や血液腫瘍で増加し、一方、重症感染症や骨髄のはたらきが抑制されると減少します。白血球が高いときに考えられる状態を**表1**に、白血球が低いときに考えられる状態を**表2**に示します。

そのほか、薬剤の影響でも増減します。

白血球を増加させる薬

● 副腎皮質ホルモン製剤（ステロイド製剤）

　全身投与で増加する場合があります。

● 顆粒球コロニー形成刺激因子（G-CSF）製剤

　抗がん薬の副作用で骨髄のはたらきが抑制され、白血球が減少した際には、顆粒球の産生を促し、白血球を増やすG-CSF製剤を用いることがあります。

白血球を低下させる薬

● 抗菌薬

　細菌感染症を治療します。

● 抗がん薬

　骨髄のはたらきを抑え、合成を低下させます。

● クロラムフェニコール

　まれに再生不良性貧血を起こし、骨髄に障害を来し、赤血球数だけでなく、白血球数や血小板数も低下させます。

● 無顆粒球症を起こす薬（甲状腺機能亢進症治療薬、ST合剤、解熱鎮痛薬、抗てんかん薬など）

　薬剤が好中球と結合することで異物と認識され、アレルギー反応を起こし、無顆粒球症（リンパ球以外の白血球が減少する状態）がひき起こされます。

表2 ▶ 白血球が低いときに考えられる状態

白血球が減少	敗血症、ウイルス感染症、再生不良性貧血、急性白血病、骨髄異形成症候群、全身性エリテマトーデス
好中球が減少	重症感染症
リンパ球が減少	免疫不全症（AIDなど）、全身性エリテマトーデス、薬剤投与（副腎皮質ホルモン、抗がん薬など）
好酸球が減少	腸チフス
好塩基球が減少	臨床的意義は少ない
単球が減少	臨床的意義は少ない

栄養管理と栄養指導

　白血球の異常値が存在するときは感染症だけでなく、脱水、ストレス、アレルギー、がんや抗がん薬を含む薬の影響を考え、白血球の種類にも注目します。とくに、リンパ球の減少は易感染状態にある可能性を示し、リンパ球の減少から栄養障害などによる免疫機能の低下が疑われます。栄養状態の改善は免疫機能を高めるためにも重要であり、患者に応じて食形態や内容の工夫が必要です。生で食べるものは避けて、加熱した食品を摂取しましょう。

引用・参考文献

1）中尾隆明ほか．"白血球数"．看護の現場ですぐに役立つ検査値のキホン：ナースのためのスキルアップノート．東京，秀和システム，2017，18-21.
2）足立香代子．"炎症・腫瘍に関する検査"．検査値に基づいた栄養指導．新改訂版．東京，チーム医療，2010，134-5.
3）山中克郎ほか編．"白血球数，白血球分画（WBC、DIFF）"．看護アセスメントにつながる検査データの見かた．東京，照林社，2016，123-5.
4）黒川清ほか編．"血球検査"．臨床検査データブック2019-2020．高久史麿監修．東京，医学書院，2019，348-51.

4 血小板（PLT）

東京医科大学腎臓内科学分野 つじもと・りゅうじ **辻本隆史** 東京医科大学腎臓内科学分野准教授 ながおか・ゆめ **長岡由女**

検査からわかること

血小板（PLT）は、赤血球や白血球と同様に血液のなかの成分の1つです。血管が破れた場所に循環している血小板が集まり、塊をつくって傷口を塞ぎ、止血する役割を果たしています。血小板の凝集が血管のなかで起こったものを血栓といい、血栓が血管を閉塞し、末梢の循環不全による臓器障害をひき起こす疾患を血栓症といいます。代表的な血栓症は、心筋梗塞や深部静脈血栓症、アテローム血栓性脳梗塞などです。また、形成された血栓が血流によって形成した場所とは別の部位に飛んでいき、血管を閉塞することによって臓器障害をひき起こす疾患を塞栓症といいます。代表的な塞栓症は、肺塞栓症、心房細動による心原性脳塞栓症などです。血小板の寿命は7〜10日です。出血性疾患や血栓性疾患を疑うときや骨髄の機能を検査するときに測定します。

基準値と異常値

血小板数は自動血球計数器による測定が一般的ですが、血小板数が2万/μL以下の場合は値が不正確になるため、視算法（直接法）と併用して評価を行います。

- 自動血球計数器：15万〜35万/μL（静脈血）
- 視算法（直接法）：14万〜34万/μL（毛細管血）

検査値の見方

血小板は止血に関して重要な役割を果たしています。一般的には血小板数が10万/μL以下を血小板減少と呼び、反対に40万/μL以上を血小板増多と呼びます。血小板は、骨髄の造血幹細胞から分化を経て産生され、末梢血液中に放出されます。末梢血液中を循環している血小板の3分の1は脾臓で捕捉され、破壊されます。血小板減少の機序としては、①血小板産生低下、②血小板破壊亢進、③血小板消費の3種類に分類できます（**表1**）。

血小板産生低下

骨髄での産生低下は、腫瘍細胞により骨髄が占拠されたり（血液腫瘍や固形がんの骨髄浸潤など）、薬物や感染症により造血幹細胞の分化・増殖が抑制されたりすることで起こります。また、骨髄の低形成を認め、造血幹細胞の量が減少する再生不良性貧血も血小板の低下を来します。巨赤芽球性貧血では、赤血球数の減少とともに血小板数も減少することがあり、そのような場合にはビタミンB_{12}や葉酸が欠乏していな

表1 ▶ 血小板減少の原因疾患

血小板産生低下	再生不良性貧血 急性白血病 骨髄異形成症候群 巨赤芽球性貧血 悪性リンパ腫やがんの骨髄浸潤 薬剤（抗がん薬を含む）による骨髄抑制
血小板破壊亢進	特発性血小板減少性紫斑病（ITP） 脾機能亢進（肝硬変など） 薬剤性アレルギー 膠原病（全身性エリテマトーデスなど） 発作性夜間血色素尿症（PNH） ヘパリン起因性血小板減少症（HIT）
血小板消費	大量出血後 播種性血管内凝固症候群（DIC） 血栓性血小板減少性紫斑病（TTP） 溶血性尿毒症症候群（HUS）

いかの確認が重要です。

血小板破壊亢進

末梢血液中での破壊亢進を来す病態としては、血小板に対する自己免疫異常による破壊の亢進（特発性血小板減少性紫斑病、全身性エリテマトーデスなど）や脾機能が亢進（脾腫）することによる血小板の捕捉・破壊の亢進（肝硬変、門脈圧亢進症）などがあります。また、ヘパリン投与に伴うヘパリン起因性血小板減少症（HIT）もあり、ヘパリン投与歴の確認も重要です。

血小板消費

血小板の消費が亢進し、数が減少する病態としては、播種性血管内凝固症候群（DIC）や血栓性血小板減少性紫斑病（TTP）、溶血性尿毒症症候群（HUS）などがあります。DICは基礎疾患を伴い、凝固機能検査異常で診断ができます。また、TTPやHUSは顕微鏡検査にて破砕赤血球を認めることや、ADAMTS13活性を測定することが診断の一助となります。また、採血管内の抗凝固薬としてエチレンジアミン四酢

表2 ▶ 血小板増多の原因疾患

慢性骨髄性白血病（CML） 本態性血小板血症（ET） 真性多血症（PV） 脾摘後 急性巨核芽球性白血病 感染症などの炎症性疾患 出血後

酸（EDTA）を使用した場合、EDTAが血小板を凝集させることで、血小板数が実際よりも低値となることがあり、これを偽性血小板減少症といいます。そのような場合には、EDTA以外の抗凝固薬（クエン酸やヘパリンなど）を用いて血小板数を再検します。

血小板増多

血小板増多に関しては、多くが一過性の炎症に伴うものですが、それ以外に慢性骨髄性白血病など骨髄増殖性疾患の鑑別が重要です。白血球や赤血球の異常に応じて骨髄検査を考慮する必要があります（**表2**）。

栄養管理と栄養指導

血小板が血管のなかで凝集し、血管を閉塞して臓器障害をひき起こす血栓症や塞栓症の治療として、血液をサラサラにする抗血小板薬や抗凝固薬などの薬剤を使用します。抗血小板薬はアスピリン、抗凝固薬はワルファリンカリウムが代表的な薬剤です。ワルファリンカリウムはビタミンK依存性凝固因子の肝臓での生成を抑制することで、血液を固まりにくくします。ビタミンKを多く含む食品はワルファリンカリウムの効果を減少させるため、ワルファリンカリウム内服中はそれらの食品を控える必要があります。ビタミンKを多く含む食品は、納豆や青汁、クロレラ、モロヘイヤなどです。また、魚油に含まれるn-3系脂肪酸（エイコサペンタエン酸〔EPA〕、ドコサヘキサエン酸〔DHA〕）は、血中の中性脂肪低下作用に加え、血小板凝集能の抑制、血液粘度の低下などの作用もあり、n-3系脂肪酸を高純度に精製したEPA製剤は血栓予防として使用されることもあります。

引用・参考文献

1）黒川清ほか編．"血液・凝固・線溶系検査"．臨床検査データブック2019-2020．高久史麿監修．東京，医学書院，2019，349-50.
2）野口善令編．"血小板"．診断に自信がつく検査値の読み方教えます！：異常値に惑わされない病態生理と検査特性の理解．東京，羊土社，2013，54-64.
3）進藤岳郎．"血小板数"．日常診療のための検査値のみかた．野村文夫ほか編．東京，中外医学社，2015，321-2.

MEMO

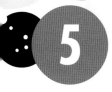

5 プロトロンビン時間（PT）

東京医科大学腎臓内科学分野 **根岸真央人** ねぎし・まおと

東京医科大学腎臓内科学分野助教 **宮岡良卓** みやおか・よしたか

検査からわかること

プロトロンビン時間（PT）とは、凝固因子系の検査で、凝固第Ⅰ・Ⅱ・Ⅴ・Ⅶ・Ⅹ因子の総合的活性を反映する凝固能をみる検査になります。人間は全身の細胞に酸素や栄養を送り届けるため、血管が張りめぐらされ、そのなかには血液が流れています。時にさまざまな要因によって血管が傷ついてしまいます。血管の破綻により血液が血管外へ流れ出すことを出血といいます。そして、出血を止めることを止血といいます。止血には血液中に存在する血小板や多数の凝固因子が必要とされます。止血までの流れを簡単に説明すると、傷ついた部位に血小板が集まり、血小板の集積がさまざまな凝固因子を引き寄せて、巧妙な連携を経て血を固め（凝固させて）、血が血管の外に流れなくさせるというメカニズムになっています（**図1**）。つまり、血液は必要に応じて血を固まらせる能力（凝固能）をもっていることになります。このような止血や凝固という生理的なはたらきがないと、出血によって死んでしまいます。

その重要な血を固める過程の一部を評価する検査方法として、PTがあります。PTは採取した血液に検査試薬を添加して、フィブリンという血液凝固の最終形態に近い蛋白質が析出する

までの時間を調べるものです。実際に医療の現場では、凝固能が低下している疾患や病態も存在します。一方で、ワルファリンカリウム（以下ワルファリン）という薬剤を使用して、あえてこの凝固能を調整して、血を固まりにくくする治療法も存在します。

基準値と異常値

標準化されていないため、試薬や機器によって違いがありますが、一般的には10～13秒程度とされています。この秒数より長い時間を要する場合は凝固能の低下が考えられます。臨床

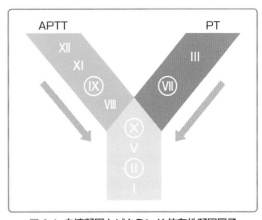

図1▶血液凝固とビタミンK依存性凝固因子
Ⅱ、Ⅶ、Ⅸ、Ⅹは、ビタミンK依存性凝固因子。凝固は蛋白質（凝固因子）が矢印の順番に反応して行われる。

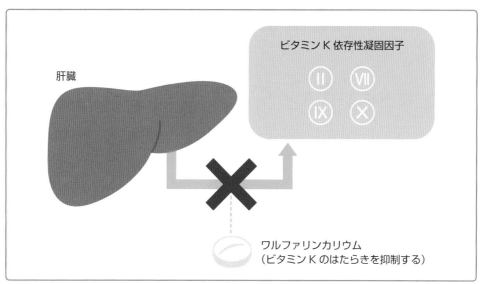

図2 ▶ ワルファリンカリウムの作用機序

ワルファリンカリウムにより肝臓で産生されるビタミンK依存性凝固因子の活性が低下し、血を固まりにくくする。

では INR（international normalized ratio）による結果標記を用いて評価されます。INR の正常値は 0.9 〜 1.1 とされています。ワルファリン服用者については、病態に応じて PT-INR を調整します。

検査値の見方

正常な凝固能であるか否かを評価することができます。また、ワルファリン服用者の投与量、効果を評価することができます。

栄養管理と栄養指導

PT と栄養を考えるときにもっとも重要なのは、ビタミン K です。その理由としては、図2 に示すとおり、肝臓で生成される凝固第 II・VII・IX・X 因子は、ビタミン K 依存性凝固因子といわれており、ビタミン K が欠乏していると凝固活性が発揮できなくなるからです。つまり、ビ

タミン K が不足していると PT 時間が延長し、凝固能の低下、出血傾向になってしまいます。実際に臨床では、新生児に起こりやすいビタミン K 欠乏性出血症による頭蓋内出血の予防として、ビタミン K_2 シロップを投与しています。ビタミン K は胎盤や母乳から新生児への移行性がよくないことや、新生児では産生できないためです。ビタミン K の特徴としては、納豆や青汁、クロレラに多く含まれるとされています。さらに人間の腸内細菌によっても合成されることが知られています。

ビタミン K で問題となってくるのが、あえて凝固能を低下させる治療、ワルファリンを使用している患者です。ワルファリンはビタミン K 拮抗薬であり、ビタミン K 依存性凝固因子の活性を低下させて血を固まりにくくする効果があります。血が固まってほしくない病態、血栓症などに用いられます。ワルファリンを使用している患者において、ビタミン K を多く含む納豆などの食べものを多く摂取してしまうと、その

効果は不十分になってしまいます。つまり、ワルファリンを使用している患者では、納豆などの摂取を制限する指導が必要になります。納豆や青汁などの健康食品と考えられやすい食事が治療の妨げになり得ることを十分に説明する必要があります。

┃引用・参考文献

1) 黒川清ほか編. "血液・凝固・線溶系検査". 臨床検査データブック 2019-2020. 高久史麿監修. 東京, 医学書院, 2019, 377-8.
2) 佐久間康夫監訳. "血液". カラー図解よくわかる生理学の基礎. 第2版. 東京, メディカル・サイエンス・インターナショナル, 2017, 106-10.

第4章 血液一般に関する検査

MEMO

....

....

....

....

....

....

....

⑥ ヘモグロビン (Hb)

☑ どんな検査なの？

検査のおもな目的は貧血の有無の確認です。検査はいつの時間帯でも可能で、採血でシアンメトヘモグロビン法により測定されます。低値の場合は「貧血」、高値の場合は「多血」といいます。貧血の代表的な疾患は鉄欠乏性貧血です。

☑ 基準値と異常値

基準値は男性で 14 ～ 18g/dL、女性で 12 ～ 16g/dL です。

低値の場合は、出血や偏食などによる鉄欠乏性貧血や骨髄疾患（再生不良性貧血、急性白血病など）、自己免疫疾患（自己免疫性溶血性貧血）などが原因として考えられます。高値の場合は、骨髄での赤血球産生が過剰となる真性赤血球増多症、エリスロポエチン産生腫瘍などによる二次性赤血球増多症、ストレスや脱水などによる相対的赤血球増多症などが原因として考えられます。

☑ 生活・食事で気をつけること

鉄欠乏性貧血に対しては、鉄分の多い食事をとることが重要です。鉄分の多い食品はかつおやまぐろなどの赤身魚、レバーや赤身肉、しじみやあさりなどの貝類、青菜、豆類、海藻類などです。動物性食品に含まれる鉄のほうが植物性食品に含まれる鉄よりも吸収されやすく、ビタミンCと一緒にとるとさらに吸収がよくなります。ビタミンCはピーマンやブロッコリーなどの野菜、みかんやいちごなどのくだものに多く含まれています。

東京医科大学腎臓内科学分野　つじもと・りゅうじ　辻本隆史　　東京医科大学腎臓内科学分野准教授　ながおか・ゆめ　長岡由女

⑦ 白血球（WBC）／分画

☑ どんな検査なの？

　白血球は血液に含まれる細胞成分で、好中球、好酸球、好塩基球、リンパ球、単球の5種類に分けることができます。好中球、好酸球、好塩基球を合わせて顆粒球と呼びます。白血球はたんに数だけをみるのではなく、種類のバランス（構成比率）によって、病気の判別を行います。

☑ 基準値と異常値

　白血球の基準値は4,000〜8,000/μLです。感染症、炎症をもつ疾患、アレルギー疾患などで高値を示し、免疫不全や重症感染症では低値を示します。骨髄の病気では、高値・低値のどちらにもなる可能性があります。また、薬剤でも同様に高値・低値のどちらにもなる可能性があります。

☑ 生活・食事で気をつけること

　白血球が低下している際には、免疫能も低下しています。マスク着用のうえ、人混みを避けて、手指衛生やうがいなど、感染予防に努めましょう。健康診断などで無症状の軽度の白血球増加を指摘された際は、喫煙による影響も考えられます。喫煙は百害あって一利なしですので、禁煙を心がけましょう。

☑ おすすめの食品と控えたほうがよい食品

　栄養状態の改善は免疫機能を高めるためにも重要です。なんらかの炎症があるときは、食欲が落ちやすいので、経口栄養補助食品を追加するなど、食形態や内容の工夫が必要です。白血球（好中球）が減少している際には、生で食べるものは避けて、加熱した食品を摂取しましょう。

東京医科大学腎臓内科学分野　加藤美帆　　東京医科大学腎臓内科学分野講師　長井美穂

第4章　血液一般に関する検査

MEMO

第5章

血液生化学に
関する検査

1 総蛋白質（TP）／アルブミン（Alb）

東京医科大学腎臓内科学分野准教授　_{ながおか・ゆめ}長岡由女

検査からわかること

　総蛋白質（TP）は、血液中に含まれる蛋白質全体の濃度です。血液中の蛋白質は肝臓で合成されるため、おもに総蛋白質は肝臓の病気で低下します。栄養が不足すると、肝臓において、蛋白質の合成が低下するため、総蛋白質の変化は栄養状態の変化の指標になります。血液中の蛋白質には複数の種類の蛋白質成分が存在しており、アルブミン（Alb）は総蛋白質の60％を占める主要な蛋白質です。アルブミンはホルモンや薬剤と結合して物質を臓器や組織に輸送するはたらきをもっています。また、アルブミン濃度が正常に維持されると、血管内に水分を保持して（膠質浸透圧を維持して）、血液を正常に循環させることができます。

基準値と異常値

　総蛋白質の正常値は6.6～8.1g/dL、アルブミンの正常値は4.1～5.1g/dLです。蛋白質には、アルブミンのほかに、α_1グロブリン、α_2グロブリン、βグロブリン、γグロブリンが含まれ、それぞれの正常値は、アルブミン60.5～73.2％、α_1グロブリン1.7～2.9％、α_2グロブリン5.3～8.8％、βグロブリン6.4～10.4％、γグロブリン11.0～21.1％です。

検査値の見方

　総蛋白質の変動は、約60％を占めているアルブミンと約20％を占めるγグロブリンの変動で説明することができます（表）。

総蛋白質低下、アルブミン低下

　蛋白質合成の材料となる栄養素のアミノ酸が不足すると、総蛋白質とアルブミンが低下します。食事量の不足や腸からの吸収不良による栄養障害が考えられます。また、重症肝障害のため、肝臓での合成が低下することも原因となります。通常、蛋白質は分子量が大きいため、腎臓から漏出することはありませんが、ネフローゼ症候群という腎疾患では、尿中に多量のアルブミンが漏出し、総蛋白質とアルブミンが低下します。熱傷や褥瘡など、滲出液が多いときにも、滲出液と一緒にアルブミンが漏出して低下します。蛋白質の分解が亢進している場合にも、総蛋白質とアルブミンが低下します。これを「蛋白異化亢進状態」といいます。炎症疾患、悪性腫瘍、甲状腺機能亢進症などがその病態にあたります。

総蛋白質上昇、アルブミン上昇

　総蛋白質とアルブミンがともに高値となる場

表 ▶ 可能性のあるおもな疾患や病態

TP 低下、Alb 低下	栄養障害、重症肝障害、ネフローゼ症候群、悪性腫瘍など
TP 上昇、Alb 上昇	脱水
TP 上昇、Alb 正常から低下	多発性骨髄腫、自己免疫性疾患（膠原病）

合に考えられる病態は、脱水です。血液中の水分量が減少し、血液が濃縮されてアルブミン濃度が上昇します。

総蛋白質上昇、アルブミン正常から低下

総蛋白質が高値にもかかわらずアルブミン濃度が上昇していない場合には、γグロブリン濃度が上昇している病態が考えられます。多発性骨髄腫は血液のがんであり、異常なγグロブリンが増加します。そのため、アルブミン濃度は上昇せず、総蛋白質濃度だけが上昇します。自己免疫性疾患は、免疫の異常により自分の組織に対して攻撃してしまう自己抗体が産生されます。自己抗体は異常免疫グロブリンであり、γグロブリン分画に含まれることから総蛋白質濃度が上昇します。

栄養管理と栄養指導

低総蛋白質血症、低アルブミン血症がおもに栄養指導の対象になります。肝障害や腎疾患を除き、栄養障害に対して経口たんぱく質摂取を増やします。栄養障害の存在は褥瘡などの合併症の発症リスクを高めるため、入院治療や長期臥床などにより、経口摂取ができない、もしくは十分にとれない場合には、さらに積極的な栄養管理と治療介入が必要です。経口摂取が可能であれば、必要栄養量を算出して栄養価の高い

補助食品を追加し、経口摂取が十分でない場合には経腸栄養や経静脈栄養を併用して、栄養状態の改善を目指します。

肝障害により蛋白合成能が低下している場合には、血漿アミノ酸のバランスもくずれているため、たんぱく質摂取量をむやみに増やすと高アンモニア血症をまねいてしまいます。分岐鎖アミノ酸が減少し、芳香族アミノ酸が増加しており、食事療法だけでバランスを是正することはできないため、食事のたんぱく質は制限し、分岐鎖アミノ酸を薬剤で補給しなければなりません。また、肝障害ではエネルギー源として糖質の利用率が低下しているため、十分な脂肪や油脂を摂取し、エネルギーを確保します。

腎疾患による総蛋白質とアルブミン濃度の低下は、蛋白尿が大量に出ている場合にみられます。アルブミン濃度を改善させるには、腎疾患の治療により尿中に漏出している蛋白質を減少させることが必要です。食事によりたんぱく質摂取量を増やすことは、傷害された腎臓に対して蛋白質の代謝産物である窒素化合物などの排泄を促すことになり、腎臓の障害を助長してしまうため、行われません。

◀ 引用・参考文献 ▶

1) 三橋知明編. "血清蛋白". 臨床検査ガイド 2015 年改訂版. : これだけは必要な検査のすすめかた・データのよみかた. 東京, 文光堂, 2015, 80-5.
2) 黒川清ほか編. "血清蛋白質". 臨床検査データブック 2019-2020. 高久史麿監修. 東京, 医学書院, 2019, 93-4.
3) 中尾隆明ほか. 看護の現場ですぐに役立つ検査値のキホン. 東京, 秀和システム, 2017, 40-5.
4) 足立香代子. "生活習慣病と検査値". 検査値に基づいた栄養指導. 新改訂版. 東京, チーム医療, 2010, 83-6.

2　C反応性蛋白（CRP）

東京医科大学腎臓内科学分野　**加藤美帆**（かとう・みほ）　　東京医科大学腎臓内科学分野講師　**長井美穂**（ながい・みほ）

検査からわかること

　炎症や細胞組織破壊が起こると、血中に増加する急性期蛋白で、肺炎球菌がもつC多糖体と反応する（沈降物をつくる）ため、C反応性蛋白（CRP）と呼ばれています。CRPは炎症性疾患で上昇する代表的な蛋白質で、何らかの炎症性疾患の存在が疑われるときに検査を行います。体内に侵入、または体内で生じた異物はマクロファージに貪食され、それによって活性化されたマクロファージはサイトカインを放出します。これらのサイトカインは肝臓に作用し、CRPをはじめとする急性期反応蛋白の合成を促進します。炎症や組織の崩壊が起こると、6時間以内にCRPが増加しはじめ、半日程度で上昇が明らかになります。その後、2～3日間でピークに達し、回復後は速やかに（2～3日以内に）血液中から消失します。このような特徴から、CRPは炎症反応の指標として用いられます。CRPは免疫細胞（リンパ球、貪食作用）や補体（免疫にかかわる蛋白質）の機能を活性化して、壊死した細胞やその内容物の除去に関与します。CRPは万能ではないので、白血球とあわせて評価します。とくに細菌感染症では白血球とともに高値を示し、非感染性疾患である慢性関節リウマチなどでは活動性とほぼ一致してCRPが増加します。そのほか、CRP上昇の原因が判別困難な場合には、リアルタイム性や細菌感染への特異性の高いプロカルシトニンとあわせて評価することもあります。

基準値と異常値

　CRPの基準値は、測定法によって異なりますが、現在は定量法が主であり、0.14～0.3mg/dL以下の基準値が採用されています。これらの通常の検査では、0.1mg/dL以下の検出ができないことが多く、わずかな炎症はとらえることができません。CRPは炎症の経過だけでなく、疾患の重症度の指標としても用いられます。目安としては、軽度0.3（0.14）～1mg/dL、中等度1～10mg/dL、高度10mg/dL以上となります。一般的には、10mg/dLを超えると、入院治療をする必要があると考えられます。CRPの数値により炎症の程度を推定でき、治療効果の判定にも用いることができます。ただし、CRPは全身性の炎症を測定しているので、どの臓器、部位に炎症があるかは明らかにできず、原因の詳細を把握するためには、問診や診察、画像検査を含めたほかの検査から総合的に判定する必要があります。

表 ▶ CRP が高いときに考えられる状態

重症度	CRP（mg/dL）	考えられる状態
軽度	0.14～1	炎症性疾患（軽症、初期、回復期）、歯周炎、ウイルス感染、真菌感染、自己免疫疾患、クローン病、潰瘍性大腸炎、白血病、脳梗塞など
中等度	1～10	細菌感染症、悪性腫瘍、心筋梗塞、血管炎、外傷、外科手術後、関節リウマチ、自己免疫疾患、クローン病、潰瘍性大腸炎など
高度	> 10	重症細菌性感染症（細菌性心内膜炎、細菌性骨髄炎、敗血症）、急性膵炎、活動性関節リウマチ、白血病など

検査値の見方

CRP が高いときに考えられる状態

　炎症性疾患や組織崩壊、膠原病、悪性腫瘍で、CRP が高値となります（表）。

CRP を低下させる薬

●免疫抑制薬

　炎症とは、体内の異物や壊死した細胞を排除するなど、生体の恒常性（内部のバランスを一定に保つこと）を維持する反応と考えられます。免疫反応によりつくられた抗体などは、異物を排除する仕組みであり、炎症反応にも関与しています。免疫抑制薬は、免疫によって起こる炎症を抑えて、CRP の合成を抑えることがあります。この場合、CRP は低下します。

●そのほか

　細菌感染には抗菌薬、ウイルス感染には抗ウイルス薬、膠原病には免疫抑制薬や副腎皮質ステロイド製剤が用いられます。このように、それぞれの原因（疾患）に対応した薬を使用できれば、炎症反応は改善するため、CRP が低下します。

栄養管理と栄養指導

　なんらかの炎症があるときは全身倦怠感も強く、食欲が落ちやすいので、経口栄養補助食品を追加するなど、食形態や内容の工夫が必要です。原因疾患の治療とともに、免疫力の低下からの二次感染予防に努めましょう。CRP の上昇が軽度である場合は、妊娠や喫煙の影響を考慮します。喫煙者の場合は禁煙をすすめ、その後の数値の変動をチェックしましょう。

　また、CRP の高度上昇を認める重度の炎症性疾患の患者では、エネルギー消費量増加や体蛋白の異化亢進に対し、栄養管理を行い、患者を消耗から守り、治癒を促進して救命に導くことが大切です。

◀ 引用・参考文献

1) 中尾隆明ほか. "C 反応性タンパク". 看護の現場ですぐに役立つ検査値のキホン：ナースのためのスキルアップノート. 東京, 秀和システム, 2017, 48-9.
2) 足立香代子. "炎症・腫瘍に関する検査". 検査値に基づいた栄養指導. 新改訂版. 東京, チーム医療, 2010, 134-5.
3) 三橋知明編. "CRP". 臨床検査ガイド 2015 年改訂版：これだけは必要な検査のすすめかた・データのよみかた. 東京, 文光堂, 2015, 665-8.
4) 黒川清ほか編. "感染・炎症マーカー". 臨床検査データブック 2019-2020. 高久史麿監修. 東京, 医学書院, 2019, 641-3.

3 トランスサイレチン（TTR）／トランスフェリン（Tf）／レチノール結合蛋白（RBP）

東京医科大学腎臓内科学分野　**加藤美帆**　　東京医科大学腎臓内科学分野講師　**長井美穂**

検査からわかること

　「そのとき」の栄養状態の評価が可能な指標として、トランスサイレチン（TTR）、トランスフェリン（Tf）、レチノール結合蛋白（RBP）などがあります。これらはRTP（回転率の速い蛋白質）と称され、半減期が短く、蛋白栄養状態の変化に関する比較的短期の評価に適応されます。血清蛋白のなかでも血中半減期が短く、体蛋白や栄養摂取量が減少することで急速に反応し、低値を示します。つまり、直近の栄養状態を把握することが可能であり、栄養介入を行った際にも、短期間の栄養評価に有用で鋭敏な指標となります（表）。

　トランスサイレチンは、プレアルブミンとも呼ばれ、肝臓で合成されます。甲状腺ホルモン（T_4、サイロキシン）やレチノール（ビタミンA）の輸送蛋白として機能することから、トランスサイレチンと呼ばれるようになりました。トランスサイレチンは、必須アミノ酸の1つでトリプトファンを多く含んでいることから、血中濃度は栄養状態をより反映しやすいといわれています。レチノール結合蛋白は、おもに肝臓、脂肪組織および腎臓（一部の尿細管細胞）において合成されます。トランスサイレチンと同様に、レチノール（ビタミンA）を主要な貯蔵臓器である肝臓から標的臓器へ運搬する役割を担います。トランスフェリンも肝臓で合成されますが、鉄の運搬にかかわる糖蛋白のため、血清鉄の影響を受け、鉄欠乏状態では増加します。

基準値と異常値

トランスサイレチン	21 ～ 43mg/dL
レチノール結合蛋白	男性 3.4 ～ 7.7mg/dL 女性 2.2 ～ 6.0mg/dL
トランスフェリン	男性 190 ～ 300mg/dL 女性 200 ～ 340mg/dL

検査値の見方

　RTPは半減期が短いため、短期間の栄養評価に有用で鋭敏な指標となります。現在の栄養状態を鋭く反映しますが、感染症、炎症、代謝亢進などでも、蛋白異化亢進や炎症巣への滲出により低下するため、CRPなどで炎症や感染の有無もあわせて評価することが大切です。外科手術後の評価にあたっては、手術侵襲という炎症による変化も考慮しなければなりません。この場合もCRPの変動が参考になります。すべてのRTPは肝臓で合成されるため、肝機能障害時には、肝臓での合成低下を来し、血中濃度が低下

表 ▶ rapid turnover protein（RTP）

	トランスサイレチン（プレアルブミン）	レチノール結合蛋白	トランスフェリン
略称	TTR（PA）	RBP	Tf
産生臓器	肝	肝、脂肪細胞	肝
半減期	2日	0.5日	7日
基準範囲	21.0 〜 43.0mg/dL	男性 3.4 〜 7.7mg/dL 女性 2.2 〜 6.0mg/dL	男性 190 〜 300mg/dL 女性 200 〜 340mg/dL
保険点数	107点	136点	60点
腎不全	○	○	−
そのほかの影響			鉄欠乏で増加
生理機能	甲状腺ホルモンの輸送、レチノール輸送蛋白と結合してビタミンAを輸送	ビタミンAの血中輸送	鉄の血中輸送

します。一方、ネフローゼ症候群や甲状腺機能亢進症では産生が亢進し、高値を示すため、注意が必要です。

栄養管理と栄養指導

　栄養アセスメントにおいては、体重・皮下脂肪・筋肉量といった身体計測や、歩行速度や握力などの身体機能など、栄養評価を併用することが必要です。血液生化学検査では、血清アルブミンや総蛋白、ヘモグロビンなどの長期的な栄養状態を評価する静的指標に加えて、短期的な栄養状態を評価する動的指標であるRTP、微量元素、電解質、そのほかに炎症や感染などを総合的に評価することが重要です。動的指標であるRTPは、単回の評価にとどまらず、経時的な変化を評価します。そして、検査結果のみならず、患者の活気や食事摂取状況など、さまざまな情報の収集も必要です。

引用・参考文献
1）山田俊幸ほか編. "栄養指標蛋白". 異常値の出るメカニズム. 第7版. 河合忠監修. 東京, 医学書院, 2018, 83.
2）山中克郎ほか編. "トランスサイレチン（TTR）". 看護アセスメントにつながる検査データの見かた. 東京, 照林社, 2016, 153.
3）黒川清ほか編. "血清蛋白質". 臨床検査データブック 2019-2020. 高久史麿監修. 東京, 医学書院, 2019, 96.
4）黒川清ほか編. "鉄代謝". 前掲書3), 122.
5）黒川清ほか編. "ビタミン". 前掲書3), 221-2
6）三橋知明編. "トランスサイレチン". 臨床検査ガイド 2015年改訂版：これだけは必要な検査のすすめかた・データのよみかた. 東京, 文光堂, 2015, 89-91.
7）三橋知明編. "レチノール結合蛋白". 前掲書6), 92-3.
8）三橋知明編. "鉄, 総鉄結合能, フェリチン, トランスフェリン飽和度". 前掲書6), 217-21.

第5章　血液生化学に関する検査

4 血糖（Glu）

東京医科大学腎臓内科学分野助教　**鈴木梨江**（すずき・りえ）　東京医科大学腎臓内科学分野准教授　**長岡由女**（ながおか・ゆめ）

検査からわかること

　血糖値は、血液中に含まれるブドウ糖の濃度のことです。ブドウ糖を含む糖質とは、たんぱく質・脂質とともに3大栄養素の一つで、糖を主要成分とする物質の総称です。構成する糖の単位数により、単糖類、少糖類、多糖類に分類されます。単糖類はブドウ糖（グルコース〔Glu〕）、果糖（フルクトース）、ガラクトースであり、少糖類の例としてブドウ糖と果糖が結合したショ糖（スクロース）があります。一般に料理で使用される白砂糖はショ糖です。多糖類には、でんぷん、グリコーゲン、セルロースなどがあります。

　ヒトは糖質をエネルギー源として利用しますが、ブドウ糖と筋肉や肝臓内にあるグリコーゲンが主体です。糖質は、食事中の炭水化物、くだもの、砂糖などに含まれ、これらが代謝されてできるものです。炭水化物は多糖類と単糖類からなり、多糖類であるでんぷんを多く含んでいて、さらに加水分解して得られる最小単位が単糖類のブドウ糖などです。ブドウ糖の組成は $C_6H_{12}O_6$ であり、炭素・水素・酸素からできています。細胞に取り込まれて分解されると、その際に多数のアデノシン三リン酸（ATP）という高エネルギーのリン酸化合物が産生され、こ

れがエネルギー源となります。ブドウ糖の組成である $C_6H_{12}O_6$ と同じ構造をもつ果糖やガラクトースからも一部がブドウ糖に変換されます。つまり、食事に含まれる糖質は胃で消化され、単糖に分解された後、小腸粘膜で吸収され、血液の流れにのって各臓器へ運ばれます。とくに、脳や赤血球はブドウ糖だけをエネルギー源として使用しているので、ブドウ糖はヒトの代謝におけるもっとも重要なエネルギー源といえます。

　ブドウ糖によって血液中の血糖濃度が上昇すると、膵臓から分泌される「インスリン」というホルモンがはたらきます。インスリンのはたらきとして、血液から細胞内にブドウ糖の取り込みを促進し、肝臓では体内で利用されなかったブドウ糖のグリコーゲンへの合成を促進することで、血糖値を低下させます。また、肝臓や脂肪組織ではブドウ糖から脂肪への変換を促進します。ブドウ糖とグリコーゲンは、人体に重要なエネルギー源として利用されますが、貯蔵されるかどうかが異なります。空腹で血糖値が下がると、インスリンと同じく膵臓から分泌される「グルカゴン」というホルモンが肝臓などに貯蔵されたグリコーゲンをブドウ糖に分解させることで、血糖を上昇させて正常化します。このように人体には、血糖値を正常に保とうと

する機能が備わっていて、血糖値を下げるためにはインスリン、上げるためにはグルカゴン、アドレナリン、コルチゾール、成長ホルモンといったホルモンが活躍します。

基準値と異常値

空腹時		負荷後2時間	
126mg/dL 以上	または	200mg/dL 以上	糖尿病型
糖尿病型にも正常型にも属さないもの			境界型
110mg/dL 未満	および	140mg/dL 未満	正常型

（文献1を参考に作成）

基準値は空腹時採血の血糖で、70 ～ 110mg/dL の範囲です。10 時間以上の絶食状態での採血が望ましいです。測定法は酵素（GOD）法で、血漿 0.5 ～ 1mL の検体を要します。糖代謝異常を判定するためには、空腹時血糖値と 75g 経口ブドウ糖負荷試験（75gOGTT）で血糖値を測定します。

検査値の見方

血糖値は食物の摂取状況で変動するため、検査のタイミングには注意が必要です。基準値より高い場合、そして血糖値が高いまま下がらない状態が続くことを高血糖と呼びます。この状態が長く続くと血管が傷ついて動脈硬化をひき起こし、糖尿病など、さまざまな病気を発症する危険が高まります。糖尿病の原因となっているのは、膵臓から分泌されるインスリンの相対的な不足です。インスリンが不足すると、血液中のブドウ糖が低下せず、高血糖の状態が続き、糖尿病となります。ほかの原因として、血糖上昇ホルモンの増加（褐色細胞腫、グルカゴノーマ、クッシング症候群）、甲状腺機能亢進症、急性膵炎、膵がん、シックデイ、高カロリー輸液投与などがあります。敗血症では、インスリンの抵抗性が増大するため高血糖となります。

シックデイとは、糖尿病患者、とくにインスリン治療を必要としている患者が、感染症や消化器疾患などの急性疾患に罹患したときを指します。シックデイではインスリン抵抗性が増し、インスリン必要量は増加しています。基礎インスリン分泌まで枯渇している場合では、食事をしなくてもインスリン注射が必要になります。このような患者は食欲がないからといって、インスリン注射を自己判断で中止してしまうと血糖が急上昇し、昏睡状態となり、緊急処置が必要となることがあります。

血糖値が基準値より低い場合、必要以上に低くなることを低血糖と呼びます。血糖値が下がった際には、血糖を上げようとする交感神経刺激ホルモンの作用で、ふるえや動悸の症状が起こったり、脳がエネルギー不足に陥り意識低下や昏睡に至る場合があります。原因として、インスリンの過剰（インスリノーマ、インスリンを含む糖尿病薬の投与）や、副腎皮質機能低下症、甲状腺機能低下症、肝不全（ブドウ糖の生成不良）、アルコール性低血糖などの疾患が考えられます。

栄養管理と栄養指導

境界型糖尿病、メタボリックシンドローム、肥満の患者で、とくに血糖が高い場合には、ふだん食べているものを意識してもらいます。バランスがよい食事を心がけて、エネルギーをとりすぎないことが大切であると指導します。野菜や海藻類、きのこなどに含まれる食物繊維

は、糖質やコレステロールの吸収を緩やかにして、食後血糖値の上昇を抑制するなど、メタボリックシンドロームの改善に有益です。外食が多い人は、丼ものなどは炭水化物と食塩が多いので、主食、主菜、副菜などがそろった定食を選ぶようにしてもらいましょう。また、よくかんで食べることで、早食い・大食いの防止になります。メタボリックシンドローム、肥満の患者は、インスリン抵抗性を生じることがあるため、少しでも体重を減らすことも必要です。ただし、腎機能障害がある患者は、野菜やくだものの摂取でカリウム濃度が上昇することがあるので、注意が必要です。

◀引用・参考文献▶

1）日本糖尿病学会編・著. "診断". 糖尿病治療ガイド2018-2019. 東京, 文光堂, 2018, 21.
2）佐久間康夫監訳. "ホルモンと生殖". カラー図解よくわかる生理学の基礎. 第2版. 東京, メディカル・サイエンス・インターナショナル, 2017, 296-9.
3）石川隆監修. "消化のしくみ". カラー図解生理学の基本がわかる事典. 東京, 西東社, 2011, 72-3.
4）石川隆監修. "ホルモン分泌のしくみ". 前掲書3), 154-5.
5）黒川清ほか編. "糖代謝". 臨床検査データブック2019-2020. 高久史麿監修. 東京, 医学書院, 2019, 316-21.

MEMO

....

....

....

....

....

....

....

第5章　血液生化学に関する検査

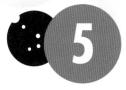

5 グリコアルブミン（GA）

東京医科大学腎臓内科学分野助教 **鈴木梨江**（すずき・りえ）　東京医科大学腎臓内科学分野准教授 **長岡由女**（ながおか・ゆめ）

検査からわかること

ブドウ糖（グルコース）は種々の蛋白質と非酵素的に結合し、不安定型糖結合蛋白質を形成し、さらに高濃度のグルコースの状態が持続すると安定型糖蛋白となります。この糖蛋白には、血清アルブミンと結合したグリコアルブミン（GA）、赤血球ヘモグロビンと結合したグリコヘモグロビン（HbA1c）があり、ともに血糖コントロールの指標として用いられます。

血清アルブミンは、肝臓で生合成される蛋白質で、血液中の蛋白質の半分以上を占めており、体内における物質の保持や運搬など、多様なはたらきをもっています。血液だけではなく体中の大切な組織や体液中に存在し、細胞のかたちを保つはたらきや、ホルモン、栄養素、薬剤成分を運搬する大切なはたらきをしています。

グリコアルブミンとは、グリコ（＝ブドウ糖）のくっついたアルブミンという意味をもち、血清アルブミンのリジン残基にグルコースが結合し、糖化したアルブミンです。糖尿病になり、血糖値が上昇すると、過剰になったグルコースがアルブミンに結合し、グリコアルブミンを生成します。糖化アルブミンがどのくらいの割合で、血中アルブミン全体のなかで存在している

かをパーセント（％）で表したものがグリコアルブミンです。

基準値と異常値

グリコアルブミンの基準値は、11〜16％です。測定法は酵素（GOD）法で、検体は血清または血漿で約0.5mLを要します。

検査値の見方

おもに糖尿病の検査で使われています。基準値より高い場合は、多くは糖尿病です。ただし、血中アルブミンの半減期が延長する場合、たとえば進行した肝硬変や甲状腺機能低下症を合併している場合は、グリコアルブミンは実際の血糖値より高い値を示します。基準値より低いのは、アルブミンの半減期が短縮する場合です。甲状腺機能亢進症、ネフローゼ症候群、高度熱傷などでは、実際の血糖値に比べて低い値を示します。

アルブミンの半減期が約2週間であるため、グリコアルブミンは3週間から1ヵ月間前までの時期から採血時までの平均血糖値、とくに直近約2週間の血糖コントロールを反映します。3ヵ月以上にわたって血糖値が安定している場

合、グリコアルブミンは HbA1c の約 3 倍値を示します。血糖値が改善あるいは悪化するにつれてグリコアルブミンのほうが迅速に変動することから、HbA1c とグリコアルブミンは乖離することが多くみられます。グリコアルブミンは迅速かつ敏感に血糖コントロールの状態を捉えるため、糖尿病治療開始時の効果判定、妊娠糖尿病などで厳格なコントロールが必要なときの指標になります。

糖尿病における目標グリコアルブミン値は、明確な値はありません。低血糖リスクの少ない病態の場合は 20.0％未満、低血糖による心血管疾患リスクが増大すると危惧される場合は 24.0％未満程度を目標にします。日本糖尿病・妊娠学会の研究結果からは、妊娠中のグリコアルブミン値が 15.8％未満になるように推奨されています。また、日本透析医学会では「血液透析患者の糖尿病治療ガイド 2012」において、血糖コントロール指標として、HbA1c よりもグリコアルブミンを推奨しています[1]。疾患やリスクによって目標値が異なるので、病態をよくみきわめることが大切です。

栄養管理と栄養指導

血糖が上昇しないように注意します。また、アルブミン値を低くしないように、たんぱく質を含んだ栄養をしっかりととるように指導します。ただし、糖尿病性腎症、そのほかの腎疾患で蛋白尿陽性の場合、また、ネフローゼ症候群と呼ばれる蛋白尿が大量に漏れ出てしまう場合には、実際の血糖値よりもグリコアルブミンが低くなるばかりではなく、たんぱく質を多く摂取することで、蛋白尿をより増加させてしまう可能性があるので、個々の病態で指導が必要です。

◀ 引用・参考文献 ▶

1) 日本透析医学会. 血液透析患者の糖尿病治療ガイド 2012. 日本透析医学会雑誌. 46 (3), 2013, 311-57.
2) 日本糖尿病学会編・著. "合併症を予防するためにどうするか？：経過をみよう". 糖尿病治療の手びき 2017. 改訂第 57 版. 東京, 南江堂, 2017, 42-3.
3) 黒川清ほか編. "糖代謝". 臨床検査データブック 2019-2020. 高久史麿監修. 東京, 医学書院, 2019, 320-1.

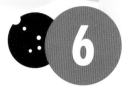

6 グリコヘモグロビン（HbA1c）

東京医科大学腎臓内科学分野助教 すずき・りえ **鈴木梨江** 　東京医科大学腎臓内科学分野准教授 ながおか・ゆめ **長岡由女**

検査からわかること

　ヘモグロビン（Hb）は赤血球内の蛋白質の一種であり、全身の細胞に酸素を送るはたらきをしています。グリコヘモグロビン（HbA1c）とは、ヘモグロビンにグリコ（ブドウ糖）が結合し、糖化したものです。この糖化ヘモグロビンがヘモグロビン全体のなかでどのくらいの割合で存在しているかをパーセント（％）で表したものが、HbA1c です。

基準値と異常値

　HbA1c は世界中で測定されていますが、世界の大多数の国に比べて日本の測定値は約 0.4％低値に測定されていました。2012 年 4 月より、日本でも国際的に広く使用されている測定値を使用することになりました。従来の測定値を HbA1c（JDS）、国際的な値を HbA1c（NGSP）としており、現在は HbA1c（NGSP）で表記されています。

● JDS 値＋ 0.4 ＝ NGSP 値

　基準値として、HbA1c（NGSP）は 4.6 ～ 6.2％、HbA1c（JDS）は 4.3 ～ 5.8％です。共用基準範囲としては 6.0％以下となります。保健指導レベルでは 5.6 ～ 6.2％で糖尿病の予備軍となります。異常値は 6.5％以上で受診勧奨レベルとなり、糖尿病型となります。測定法は HPLC 法で、検体は全血 2mL を要します。

検査値の見方

糖尿病の診断

　糖尿病かどうかの診断として、① HbA1c（NGSP）が 6.5％以上あれば、糖尿病型と判定されます。同日あるいは別の日の検査で、血糖値が糖尿病型（**83 ページ**参照：空腹時血糖値 126mg/dL 以上、75gOGTT 2 時間値 200mg/dL 以上、随時血糖値 200mg/dL 以上）のいずれかを満たす場合は、糖尿病と診断されます。ただし、これら基準値を超えても 1 回だけの場合は「糖尿病型」と呼びます。②糖尿病型を示し、かつ次のいずれかの条件が満たされた場合のみ、1 回だけの検査でも糖尿病と診断できます。

● 糖尿病の典型的症状（口渇、多飲、多尿、体重減少）の存在

● 確実な糖尿病網膜症の存在

血糖コントロールの指標と評価

　糖尿病と診断された場合は、表のように治療の目標値を設定します[1]。糖尿病における治療目標は、年齢、罹患期間、臓器障害、低血糖の危険性、サポート体制などを考慮して個別に設

表 ▶ 治療の目標値（文献1を参考に作成）

目標	血糖正常化を目指す目標値	合併症予防のための目標値	治療強化が困難な際の目標値
HbA1c（%）	6.0 未満	7.0 未満	8.0 未満

定します。さらに高齢者の糖尿病患者では、認知症による血糖コントロール悪化が問題となり、手技的 ADL の低下などにより、重症の低血糖の危険性が高くなることがあります。このような場合は、HbA1c はより高めの目標設定となります。

ヘモグロビンは赤血球と同様に骨髄でつくられ、血液中に赤血球が出てから、脾臓で壊されるまで約 120 日間はたらきます。血中に浮遊している期間に曝された血糖値に比例して、糖化ヘモグロビンの生成量が増加するため、HbA1c は長期の血糖コントロールを表す指標として有用です。具体的に赤血球の寿命が約 120 日であるため、HbA1c は過去 1 ～ 2 ヵ月前から採血時までの平均血糖値を反映します。また、赤血球の半減期が短くなるような貧血や肝疾患がある場合は、実際よりも低値になることがあるので、注意が必要です[2]。

栄養管理と栄養指導

まずは自分に適切なエネルギー量を知ること、エネルギーをとりすぎないことが大事です。1 日の必要なエネルギー量は、年齢、性別、身長、体重、身体活動量、血糖値、合併症の有無などによって、一人ひとりで異なります。主治医からエネルギー量の指示がありますので、それに合わせて指導しましょう。通常、男性で 1,400 ～ 1,800kcal、女性で 1,200 ～ 1,600kcal くらいになります。主食のエネルギーの目安としては、ご飯 1 杯 150g で約 240kcal、6 枚切りの食パン 1 枚 60g で約 160kcal です。また、栄養バランスに気をつけるように指導します。

◀ 引用・参考文献 ▶

1) 日本糖尿病学会編・著. "治療". 糖尿病治療ガイド 2018-2019. 東京, 文光堂, 2018, 29.
2) 日本糖尿病学会編・著. "合併症を予防するためにどうするか？：経過をみよう". 糖尿病治療の手びき 2017. 改訂第 57 版. 東京, 南江堂, 2017, 42-3.
3) 黒川清ほか編. "糖代謝". 臨床検査データブック 2019-2020. 高久史麿監修. 東京, 医学書院, 2019, 318-9.

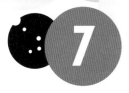

7 総コレステロール（Tcho）

東京医科大学腎臓内科学分野助教　**知名理絵子**
ちな・りえこ

検査からわかること

コレステロールは、血液中に溶け込んでいる脂質の一種で、細胞やホルモン、脂肪の吸収を助ける胆汁酸の原料になります。おもに肝臓でつくられますが、胆汁や食物にも含まれています。コレステロールと聞くと体に悪そうなイメージを抱くかもしれませんが、コレステロールにもいろいろな種類やはたらきがあり、すべてが体に悪いわけではありません。HDLコレステロール（HDL-C）は善玉コレステロール、LDLコレステロール（LDL-C）は悪玉コレステロールといわれるように、体内でのはたらきが異なるので、数値が高ければ悪い、低ければよいとは限りません。以前は、異常値が出ると高脂血症といわれていましたが、現在は脂質異常症と表現します。

コレステロールとリポ蛋白

紛らわしいですが、「HDL」と「HDL-C」、「LDL」と「LDL-C」は異なります。HDL（高比重リポ蛋白）やLDL（低比重リポ蛋白）はリポ蛋白という複合体のことで、HDL-CやLDL-Cはコレステロールです。コレステロールは油分なのでこのままでは水分（血液中）に溶けることができません。血液中では、蛋白質と結合してリポ蛋白という複合体にかたちを変えて移動しています。リポ蛋白には、いろいろな種類があり（HDL、LDL、IDL、VLDL、カイロミクロン）、総コレステロール（Tcho）値は名前のとおり、これらのリポ蛋白に含まれているコレステロールをまとめて測定したものです（**表**）。

コレステロールが高いと何がいけないの？

悪玉（LDL-C）が高い状態か、善玉（HDL-C）が低い状態か、中性脂肪（TG）が高い状態のことを脂質異常症といいます。以前は、総コレステロール値が診断基準の指標となっていましたが、それだけでは悪玉と善玉の違いが判断できないため、新しい診断基準になりました。脂質異常症は、生活習慣病（食べすぎ・飲みすぎ・運動不足）の一つであり、血液中の脂肪分が増えて血液がドロドロになっている状態なので、治療しないと狭心症や心筋梗塞、脳梗塞の原因である動脈硬化の進行をひき起こします。

どんなときに高くなるの？

食べすぎ、飲みすぎ、運動不足などに伴う肥満が原因です。コレステロールを多く含む食事や飽和脂肪酸の多い動物性脂肪の摂取で高くなります。検査値が高値の場合は、これらを過剰摂取している可能性があります。また、遺伝的要因が原因になることもあれば（家族性コレステロール血症など）、内分泌性の疾患や薬剤が関係する場合もあります（ネフローゼ症候群、

表 ▶ リポ蛋白の種類

リポ蛋白の種類	カイロミクロン	VLDL （超低比重）	IDL （中間比重）	LDL （低比重）	HDL （高比重）
トリグリセリド 🌑 コレステロール					
比重	軽い 重い →				

経口避妊薬など）。なお、加齢とともに高くなり、閉経後の女性は男性よりも高くなる傾向にあります。

基準値と異常値

● 基準値：130 ～ 220mg/dL

検査値の見方

　総コレステロール値だけでは判断がむずかしいときがあります。LDL-C が高くなくても HDL-C が高いと、総コレステロール値が高くなってしまうことがあるからです。コレステロールは、リポ蛋白のなかでもおもに LDL に多く含まれますが、HDL や VLDL、カイロミクロンにも一部含まれています。肝臓で生合成されたコレステロールを利用して、VLDL が分泌され、IDL、LDL へと代謝されます。これらの代謝経路のどこかに異常があると、異常値になります。

栄養管理と栄養指導

　脂質異常症は、とくに症状がありません。自覚症状がないので、健康診断や医療機関で指摘されても治療せずにいる場合も多く、心臓病（狭心症、心筋梗塞）や脳血管障害（脳梗塞）を発症してしまってから治療をはじめる患者も少なくありません。治療の目標は、動脈硬化の発症予防、再発・悪化予防であり、食事・運動・薬物療法が治療になります。数値が高い場合は、飽和脂肪酸の多い動物性脂肪の摂取を減らしたり、コレステロールを多く含む食事をとりすぎないようにするために、食材選びや調理法にも注意する必要があります。

◀ 引用・参考文献 ▶

1）日本動脈硬化学会. 動脈硬化性疾患予防ガイドライン 2017 年版. 東京, 日本動脈硬化学会, 2017, 148p.
2）日本動脈硬化学会. 動脈硬化性疾患予防のための脂質異常症診療ガイド 2018 年版. 東京, 日本動脈硬化学会, 2018, 167p.
3）加藤昌彦編. "脂質異常症". 医師が知っておきたい外来で役立つ栄養・食事療法のポイント. 東京, 文光堂, 2015, 98-107.

8 中性脂肪／トリグリセリド（TG）

東京医科大学腎臓内科学分野　よしだ・ようすけ　吉田洋輔　　東京医科大学腎臓内科学分野助教　ちな・りえこ　知名理絵子

検査からわかること

　トリグリセリド（TG）高値は、動脈硬化の危険因子であり、急性膵炎の原因にもなります。高トリグリセリド血症のみでは症状を来すことは少なく、健康診断などで発見されることが多いです。トリグリセリド値には生活習慣も大きくかかわってくるため、患者への指導もとても大切です。

　トリグリセリドとは、3つの脂肪酸がグリセロールにエステル結合したもので、中性脂肪とも呼ばれています。食物に含まれる脂質の多くが中性脂肪であり、エネルギー源としての役割をもっています。脂質はリポ蛋白という複合体を形成し、血液で運ばれます。リポ蛋白のなかでは、カイロミクロン（外因性リポ蛋白）および超低比重リポ蛋白（VLDL〔内因性リポ蛋白〕）の主成分になり、エネルギーの貯蔵と運搬にかかわっています。

基準値と異常値

　トリグリセリドは酵素法で測定されます。食事によって影響を受けるため、採血時間には注意が必要です。食後4～6時間で食前の1～2倍になるとされており、空腹時の値を観察する

には12時間以上の絶食をしたうえで、早朝の採血が望ましいとされています。基準値は男性で40～234mg/dL、女性で30～117mg/dLとなっています。健常の場合、食後でも250～300mg/dLを超えることはないとされています。日本動脈硬化学会の「動脈硬化性疾患予防ガイドライン2017年版」では、150mg/dL以上を高トリグリセリド血症の診断基準としています[1]。一般に小児期に低値を示し、加齢に伴って高値となり、高齢になるとやや低下します。

● 血清TG値の基準値：男性40～234mg/dL、女性30～117mg/dL。

検査値の見方

　異常値を検出した場合は、一次性と二次性に分けて考えます。一次性はリポ蛋白に異常があるものや、家族性複合型高脂血症などがあげられます。二次性高トリグリセリド血症には糖尿病や肥満症、甲状腺機能低下症などがあり、低トリグリセリド血症には甲状腺機能亢進症や吸収不良症候群があげられます。甲状腺機能がトリグリセリドの値に影響するのは異化代謝にかかわるためであり、甲状腺機能亢進症では異化が亢進するため、トリグリセリド値は低下します。また、インスリンがリポ蛋白リパーゼの活

表 ▶ **トリグリセリドの異常値**（文献1より改変）

	一次性	二次性
高TG血症	家族性複合型高脂血症 リポ蛋白リパーゼ欠損症 アポ蛋白C-II欠損症など	肥満、糖尿病、脂肪肝 閉塞性黄疸、急性膵炎、甲状腺機能低下症など
低TG血症	無βリポ蛋白血症 低βリポ蛋白血症など	甲状腺機能亢進症 吸収不良症候群、肝硬変など

性を促進するため、糖尿病や肥満症の患者では、トリグリセリド値が高くなります（表）[1]。

栄養管理と栄養指導

高トリグリセリド血症におけるポイントは3つです。①炭水化物エネルギー比を少なめにすること、②アルコールの過剰摂取を制限すること、③n-3系多価不飽和脂肪酸（青魚に多く含まれる）の摂取を増やすことです。

トリグリセリドの原料の一つであるグリセロールはグルコースからつくられるため、糖代謝とも関係しています。したがって、高トリグリセリド血症の患者では、炭水化物の摂取を抑えることが大切です。

アルコールの摂取は、肝臓でのアルコール代謝によって、酸化されない脂肪酸を増加させます。脂肪酸はトリグリセリドの原料であるため、アルコール摂取がトリグリセリド上昇をもたらします。

牛や豚、鶏などの肉類からの脂質過剰摂取は脂質異常症の原因となるため、代わりに魚類での脂質摂取量を多くする必要があります。とくにn-3系多価不飽和脂肪酸は、トリグリセリド低下効果だけでなく、血圧低下や血管内皮機能改善作用があるとされており、さばやいわしなどの青魚に多く含まれるエイコサペンタエン酸（EPA）、ドコサヘキサエン酸（DHA）、くるみやあまに油に多く含まれるα-リノレン酸を積極的に摂取することがすすめられます。

◀ 引用・参考文献

1) 日本動脈硬化学会. 動脈硬化性疾患予防ガイドライン2017年版. 東京, 日本動脈硬化学会, 2017, 148p.
2) 河合忠. "脂質代謝関連検査". 異常値の出るメカニズム. 第7版. 東京, 医学書院, 2018, 115-22.
3) 加藤昌彦編. "脂質異常症". 医師が知っておきたい外来で役立つ栄養・食事療法のポイント. 東京, 文光堂, 2015, 98-107.
4) 黒川清ほか編. "脂質". 臨床検査データブック2019-2020. 高久史麿監修. 東京, 医学書院, 2019, 181-2.

9 HDL コレステロール（HDL-C）

東京医科大学腎臓内科学分野助教　**知名理絵子**
ちな・りえこ

検査からわかること

HDL コレステロール（HDL-C）は、いわゆる善玉コレステロールのことです。動脈の血管壁に付着していたり、内臓の脂肪組織に存在する余分なコレステロールを肝臓へ運んでくれて、動脈硬化の進行を抑えることから、善玉コレステロールと呼ばれています。HDL コレステロールを増やすことで、動脈硬化を原因とする血管病（狭心症、心筋梗塞、脳梗塞）を予防できます。

基準値と異常値

基準値	40 ～ 65mg/dL
診断基準	40mg/dL 未満 （低 HDL コレステロール血症）
管理目標値	40mg/dL 以上 （冠動脈疾患※にならないための目標値）

※狭心症、心筋梗塞
正確な測定をするためには、空腹時採血（10 ～ 12 時間以上の絶食後の採血）が必要。検査前日の飲酒も避けることが望ましい。

検査値の見方

数値が高いことが問題となる LDL コレステロール（LDL-C）とは反対に、HDL コレステロールではおもに低値が問題となります。低 HDL コレステロール血症といい、原発性と続発性があります。原発性は、遺伝子異常による生まれつきの疾患で、疾患名に「家族性○○」や「○○欠損症」とつくこともあります。一方、続発性は、さまざまな疾患（生活習慣病、代謝性疾患、肝疾患、腎疾患など）や薬剤投与に伴って後から発症します。HDL コレステロールが低くなる原因は、HDL コレステロールが代謝異常でつくられなくなったり、異化亢進によって分解されたりすることがあげられます。原発性と続発性、それぞれの具体的な疾患を表にあげます。

栄養管理と栄養指導

食事療法や運動療法により HDL コレステロールを増やすことが目標です。自宅ではコレステロール値を測定することができないので、体重やウエストサイズを測ることが一つの目安になります。

HDL コレステロールを増やす方法
●運動

運動は HDL コレステロールを増やし、脂肪を燃焼させて（中性脂肪の低下）、動脈硬化を予防します。運動習慣のない患者にいきなり運動

表 ▶ 低 HDL コレステロール血症の原因となる具体的な疾患

原発性低 HDL コレステロール血症（遺伝性の代謝異常）
・家族性 LCAT 欠損症、アポリポ蛋白 A-Ⅰ欠損症、タンジール病、魚眼病など
続発性低 HDL コレステロール血症（後天的に発症し、じつにさまざま）
・生活習慣：過剰摂取（炭水化物、多価不飽和脂肪酸など）、運動不足、喫煙など
・代謝性疾患：肥満、糖尿病、メタボリックシンドローム、甲状腺機能低下症など
・肝機能障害：急性肝炎、慢性肝炎、肝硬変、薬剤性肝機能障害など
・腎機能障害：慢性腎不全、末期腎不全（透析患者）など
・血液疾患：ホジキンリンパ腫、形質細胞腫など
・薬剤：プロゲステロン製剤、降圧薬（サイアザイド系利尿薬、β遮断薬）など

※薬剤には HDL-C を上昇させるものもある（エストロゲン製剤、インスリン製剤、脂質異常症治療薬であるスタチン系、フィブラート系、ニコチン酸誘導体など）。

をすすめても、はじめてもらうのはなかなかたいへんです。患者へのアドバイスとして、毎日の通勤で1駅分歩いたり、エレベーターの代わりに階段を利用したり、1日の目標歩数を決めたりするなど、器具や場所を確保しなくても今日から手軽に取り組める目標設定を提案してみるのもよいでしょう。

●禁煙

喫煙は、HDL コレステロールを低下させてしまいます。

●不飽和脂肪酸の摂取

LDL コレステロールを下げて HDL コレステロールを下げない効果があります。ただし、油はエネルギーが高いのでとりすぎに注意が必要です。

●節酒

過度なアルコール摂取は、脂肪肝や体脂肪の増加につながります。また、大量飲酒後の脱水状態は、血液濃縮による心筋梗塞や脳梗塞をまねく可能性もあります。

HDL コレステロールを減らしてしまう原因

甘いものをとりすぎると、中性脂肪（TG）が増えて HDL コレステロールを低下させてしまいます。

脂質異常症に対する栄養指導

ポイントは、動物性脂肪（飽和脂肪酸）や甘いものを控えて、油を控えた調理を心がけて（洋食より和食のほうが簡単）、植物性油や魚油（不飽和脂肪酸）や食物繊維（野菜・きのこ・海藻・豆類など）、抗酸化作用のあるビタミンを摂取することです。また、主食であるご飯やパンは、精白度の低いもの（玄米や全粒粉のパンなど）を選んだり、遅い時間帯に夕食をとらない、早食い・ドカ食い・ながら食いをしない、食事の間隔が空くときは分食を心がける、よくかんで食べる、野菜類や汁ものなど血糖の上がりにくいものから先に食べはじめるなど、食べ方の工夫も大切です。

引用・参考文献

1) 日本動脈硬化学会. 動脈硬化性疾患予防ガイドライン 2017 年版. 東京, 日本動脈硬化学会, 2017, 148p.
2) 日本動脈硬化学会. 動脈硬化性疾患予防のための脂質異常診療ガイド 2018 年版. 東京, 日本動脈硬化学会, 2018, 167p.
3) 加藤昌彦編. "脂質異常症". 医師が知っておきたい外来で役立つ栄養・食事療法のポイント. 東京, 文光堂, 2015, 98-107.

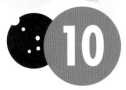 10　LDL コレステロール（LDL-C）

東京医科大学腎臓内科学分野助教　**知名理絵子**
ちな・りえこ

検査からわかること

　LDL コレステロール（LDL-C）は、いわゆる悪玉コレステロールのことです。肝臓から全身の細胞（末梢）へコレステロールを運ぶはたらきがあり、運ばれる量が多すぎると（血中のLDL コレステロール値が高くなると）、動脈硬化の原因となります。これは、全身へ運ばれたコレステロールが多すぎて回収できず、血管内膜に進入・蓄積して、動脈硬化が進行してしまうためです（粥状硬化）。粥状硬化は、傷害のない血管壁では起こりにくいのですが、高血圧や高血糖、ストレスや喫煙などの影響で血管壁に傷ができていると、進行しやすくなります。動脈硬化が進行すると血管の内腔が狭くなって血栓などで詰まりやすくなり、狭心症や心筋梗塞、脳梗塞などの原因になります。

基準値と異常値

　LDL コレステロールは、Fridewald の式で算出し、基準値は 60 〜 140mg/dL です。血中の総コレステロール（Tcho）と HDL コレステロール（HDL-C）と中性脂肪（TG）の数値を用いるので、12 時間以上の絶食が必要となります。計算式に含まれている中性脂肪の数値が、食事の影響を受けて、400mg/dL 以上だと正確な評価ができないからです。また、LDL コレステロールは、病態別に細かく管理目標値が定められています。「動脈硬化性疾患予防ガイドライン 2017 年版」に示されているリスク区分別脂質管理目標値は以下のとおりです[1]。

冠動脈疾患に対する予防	管理区分（危険因子の数）[※1]	LDL-C 管理目標値（mg/dL）
1 次予防（発症予防）	低リスク（0）	160 未満
	中リスク（1 〜 2）	140 未満
	高リスク（3 以上）	120 未満
2 次予防（再発・悪化予防）	冠動脈疾患の既往	100 未満（70 未満）[※2]

※1）危険因子：年齢（男性 45 歳以上、女性 55 歳以上）、高血圧、糖尿病（耐糖能異常を含む）、喫煙、冠動脈疾患の家族がいる、HDL-C が 40 未満。

※2）遺伝性の高コレステロール血症や心筋梗塞・不安定狭心症の急性期、または糖尿病に加えて慢性腎臓病やメタボリックシンドロームがあるときに考慮する目標値。　　　　　　　　　　（文献 1 より改変）

　なお、TG および HDL コレステロールの管理目標値は管理区分によらず、TG は 150mg/dL 未満、HDL コレステロールは 40mg/dL 以上です。

● Fridewald の式

　LDL-C = Tcho − HDL-C − TG/5

食物繊維（野菜・きのこ・海藻・豆類など）を加熱すると生食よりも多く摂取できる。
抗酸化作用のあるビタミンを多く摂取して、動物性脂肪や甘いものは控える。
主食であるご飯やパンは、精白度の低いもの（玄米や全粒粉のパンなど）を選ぶ。
油を控えた調理をする。
洋食よりも和食にすると油を控えるのが簡単。
→◎煮もの・蒸しもの・ゆでもの・素焼きなど
→×揚げもの・油で炒めるなど
食べ方を工夫する。
遅い時間帯に夕食をとらない、早食い・ドカ食い・ながら食いをしない、食事間隔が空いてしまうときは分食を心がける、よくかんで食べる、野菜類や汁ものなど血糖の上がりにくいものから先に食べはじめる。
たんぱく質は、青魚（いわしやさばなど）、脂身の少ない赤身肉、大豆製品（納豆や豆腐など）を選ぶ。
動物性脂肪（飽和脂肪酸）の摂取を減らす（バター、生クリーム、ラード、牛脂、肉の脂身など）。肉や乳製品の脂肪は LDL コレステロールを上昇させやすい。

検査値の見方

おもに低値が問題となる HDL コレステロールとは逆に、LDL コレステロールは数値が高いことが問題となります。生活習慣だけでなく、疾患が原因となることもあります。

数値が高くなる場合

原因として、排泄低下・原発性疾患（遺伝性の代謝異常）があります。排泄低下は、胆汁中への LDL コレステロールの排泄が低下し、血液中にたまることで血液中の LDL コレステロールが上昇することが原因です。具体的には、家族性高コレステロール血症やネフローゼ症候群、甲状腺機能低下症、糖尿病、脂肪肝、肝臓がんなどがあります。

数値が低くなる場合

原因として、排泄促進・合成低下があります。排泄促進は、胆汁中への排泄が促進されて血液中のコレステロールの量が少なくなることが原因です（甲状腺機能亢進症）。合成低下は、吸収障害によるたんぱく質の摂取不足（低βリポ蛋白血症）や肝臓での蛋白質の合成低下が原因で、リポ蛋白がつくられにくくなることで起こります（肝硬変、劇症肝炎）。

栄養管理と栄養指導

脂質異常症に対する治療として、生活習慣の改善（食事療法・運動療法）を行います（表）。生活習慣の改善を図っても管理目標値に達しない場合には、薬物療法の導入を検討します。

引用・参考文献

1) 日本動脈硬化学会. 動脈硬化性疾患予防ガイドライン 2017 年版. 東京, 日本動脈硬化学会, 2017, 148p.
2) 日本動脈硬化学会. 動脈硬化性疾患予防のための脂質異常診療ガイド 2018 年版. 東京, 日本動脈硬化学会, 2018, 167p.
3) 加藤昌彦編. "脂質異常症". 医師が知っておきたい外来で役立つ栄養・食事療法のポイント. 東京, 文光堂, 2015, 98-107.

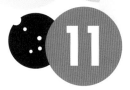

コリンエステラーゼ (ChE)

東京医科大学腎臓内科学分野　**吉田洋輔**（よしだ・ようすけ）　東京医科大学腎臓内科学分野助教　**知名理絵子**（ちな・りえこ）

検査からわかること

　コリンエステラーゼ (ChE) は、コリンエステルをコリンと有機酸に分解する酵素です。コリンエステラーゼの数値により、栄養状態や肝合成能、有機リン中毒の診断や重症度を判定することができます。

　コリンエステラーゼはアルブミンと同じように肝臓でつくられる蛋白の一種で、生体内には2種類のコリンエステラーゼがあり、アセチルコリンを特異的に分解するアセチルコリンエステラーゼ (AChE) と、ブチリルコリンなどのほかのアシルコリンも幅広く分解する偽性 ChE (pseudo ChE) に分けられます（図1）。コリンエステラーゼは全身に分布しており、神経組織や筋肉、赤血球や胸腺中にはおもに AChE が存在し、腸管や心臓にはおもに pseudo ChE が含まれています。肝臓や肺などの臓器では AChE と pseudo ChE がおおよそ半々で存在しています。

基準値と異常値

　基準範囲は男性で240〜486U/L、女性で201〜486U/L です。個人差が大きく、基準値の範囲も広いため、ほかの検査との比較が必要で

す。新生児では成人の値の約65%程度とされています。生後数週間の間に成人とほぼ同じ値にまで上昇し、高齢者ではやや減少傾向を示します。半減期はアルブミンよりも短く、約10日とされています。栄養状態が改善に向かうと、数日で基準値範囲内に回復するため、アルブミンよりは鋭敏な栄養の指標といえます。

検査値の見方

　異常値を示すときは、産生、消費、分布の3つに分けて考えるとわかりやすいです。

産生の異常

　コリンエステラーゼの産生は食事摂取によって、たんぱく質を体内にとり入れることからはじまり、消化管でアミノ酸まで分解・吸収されます。腸管から吸収されたアミノ酸は門脈を経由して肝臓に運ばれ、肝臓でコリンエステラーゼがつくられます（図2）。これら産生経路のどこが障害されても、コリンエステラーゼ低下の原因となります。

消費の異常

　消費の異常としては蛋白の異化亢進があり、感染症や熱傷、炎症性疾患などを鑑別として考えます。また、コリンエステラーゼは有機リン剤によってコリンエステラーゼ活性が阻害され

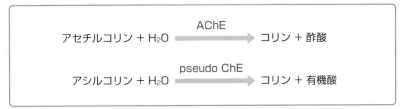

図1 ▶ 2種類のコリンエステラーゼ

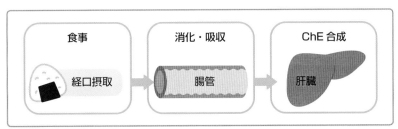

図2 ▶ コリンエステラーゼの産生

るため、低値を示します。異常低値を示した場合は有機リン系の急性薬物中毒を疑う必要があります。有機リン中毒では神経筋末端のAChEが阻害され、下痢や嘔吐、徐脈、縮瞳、筋力低下などの症状を来します。

分布の異常

分布の異常としては、妊娠などによる循環血漿量の増加や腎不全、うっ血性心不全で低下がみられます。一方で、ネフローゼ症候群や甲状腺機能亢進症、脂質異常症などでは高値を示す場合があります。

栄養管理と栄養指導

コリンエステラーゼは、食事摂取や消化・吸収にもかかわるため、栄養の指標として用いられます。肝臓での蛋白合成が悪いときに低値を示すため、食事中のたんぱく質を1食で多量に摂取しても改善は見込めず、何回かに分けてたんぱく質を摂取する必要があります。一方で、食事療法が行われていない糖尿病患者では、過

栄養のため、コリンエステラーゼは高めになります。半減期がアルブミンよりも短く、栄養状態が改善傾向になったのかどうかの判断に役立ちます。

しかし、栄養過多にもかかわらず、慢性肝炎や肝硬変のため低値を示している場合や、栄養状態不良でも、ネフローゼ症候群や甲状腺機能亢進症によって正常あるいは高値を示す可能性があるため、臨床経過やほかの検査も活用し、総合的に判断していくことが重要です。

引用・参考文献

1) 河合忠. "酵素検査". 異常値の出るメカニズム. 第7版. 東京, 医学書院, 2018, 99-100.
2) 本田孝行. 検査値を読むトレーニング：ルーチン検査でここまでわかる. 東京, 医学書院, 2019, 11-5.
3) 今井徹ほか. 臨床でよく遭遇する急性中毒とその処置法. 月刊薬事. 53 (6), 2011, 807-12.
4) 足立香代子. "生活習慣病と検査値". 検査値に基づいた栄養指導. 新改訂版. 東京, チーム医療, 2010, 100-3.
5) 黒川清ほか編. "血清酵素". 臨床検査データブック 2019-2020. 高久史麿監修. 東京, 医学書院, 2019, 151-2.

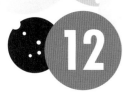 アスパラギン酸アミノ基転移酵素（AST）／アラニンアミノ基転移酵素（ALT）

東京医科大学腎臓内科学分野　**杉渉**　　すぎ・わたる

東京医科大学腎臓内科学分野助教　**宮岡良卓**　みやおか・よしたか

検査からわかること

アスパラギン酸アミノ基転移酵素（AST）とアラニンアミノ基転移酵素（ALT）のどちらも細胞内のアミノ酸の代謝にかかわる酵素です。ASTはさまざまな臓器に含まれているため、ASTが上昇しただけではどの臓器に障害が生じているかは判断できません。ALTはおもに肝臓の細胞に含まれており、肝臓以外の臓器にはほとんど含まれていません。そのため、ALTが上昇した場合はおもに肝臓の疾患が疑われます。従来、ASTはGOT（グルタミン酸オキサロ酢酸トランスアミナーゼ）、ALTはGPT（グルタミン酸ピルビン酸転移酵素）と呼ばれていました。

基準値と異常値

AST 基準値	13〜30U/L
ALT 基準値	男性 10〜42U/L
	女性 7〜23U/L

検査値の見方

AST・ALT が高いときに考えられること

肝細胞が傷害されると細胞からALTが漏れ出て上昇しますが、肝臓の細胞にはASTも含まれているため、ASTも上昇します。肝炎ウイルス、薬剤などによる多くの急性肝細胞障害では、ALTはASTより優位となります。一方、アルコール性肝障害ではASTがALTより優位となります。

肝障害は障害を受ける肝臓の部位によって、①肝細胞障害型、②胆汁うっ滞型、③両者が同時にみられる混合型の3つに分類されます。また、肝障害が一過性か持続性かで急性肝障害と慢性肝障害に分けられます。

肝障害が出現してから6ヵ月以内に正常化する急性肝障害において、肝細胞障害型ではASTとALTが300U/L以上に急上昇し、直接ビリルビン優位の高ビリルビン血症を伴うことが多いとされています。典型例としてウイルス肝炎があり、ASTとALTは1,000U/L以上を示すことが多いです。胆汁うっ滞型は、ASTとALTだけでなく、アルカリホスファターゼ（ALP、**119ページ**）やガンマ・グルタミルトランスフェラーゼ（γ-GT、**102ページ**）の上昇もみられるのが特徴です。AST・ALTは正常から

300U/L 以下程度の軽度上昇にとどまります。この場合も直接ビリルビン優位の高ビリルビン血症を伴うことが多いとされています。典型例としては、薬物性肝障害、急性胆管炎、白血病細胞やリンパ腫細胞の肝臓への浸潤などがあげられます。混合型は、AST、ALT、ALP、γ-GT が同時に著明な高値を示します。典型例としては、薬物性肝障害、胆石の総胆管への嵌頓（かんとん）、急性アルコール性肝炎があげられます。

肝障害が 6 ヵ月以上持続する慢性肝障害において、肝細胞障害型は、AST・ALT が高値を示しますが 10 倍を超えることはあまりありません。典型疾患は、ウイルス性慢性肝炎、自己免疫性肝炎、アルコール性肝障害、脂肪肝などがあげられます。胆汁うっ滞型では ALP とγ-GT は高値を示し、AST と ALT は軽度上昇から正常の範囲にとどまります。また、肝細胞障害型では AST・ALT が乳酸脱水素酵素（LDH、121 ページ）よりも低くなるという特徴があるため、LDH のほうが高値の場合はそのほかの細胞障害が関連していると考えなければなりません。

AST・ALT が低いときに考えられること

AST・ALT が低いときの臨床的意義は少ないと考えられています。

栄養管理と栄養指導

AST と ALT がともに高値で、BMI（18 ページ）も高値の場合に可能性が高いと考えられるのが、エネルギー過剰と運動不足による脂肪肝です。こういった場合は、エネルギー制限による肥満の是正を行い、食欲増進作用のある漬けものや干もの、味つきの主食の頻度を減らす

ことをすすめましょう。また、糖尿病、脂質異常症、高血圧の治療を行うことで脂肪肝の改善が期待できます。しかし、急激な減量は肝機能障害を悪化させる可能性があるため、少しずつ減量することが推奨されます。

AST と ALT が高値であり、BMI が基準値内で、体脂肪率が高値の場合は、夕食の過食や運動不足による脂肪肝の予備群と考えられます。この場合は夕食の摂取量を抑え、運動を推奨します。

そのほか、γ-GT とともに上昇がみられる場合はアルコール性肝障害が考えられます。アルコール性肝障害は長期にわたる過剰な飲酒によって生じる肝障害で、性差や遺伝的素因ならびに栄養因子が副次的に関係しています。①脂肪肝、②アルコール性肝炎、③肝硬変の 3 つの病型に分類されますが、脂肪肝は禁酒によって改善します。アルコール性肝炎は肝硬変の前駆病変であり、禁酒できない場合は比較的短期間で肝硬変に進展します。肝障害を来すアルコール摂取量は、男性では 1 日平均日本酒 3 合以上、女性では 1 日平均日本酒 2 合以上とされているため、それ以下の飲酒量に抑えるように指導しましょう。

引用・参考文献

1) 巽典之編. "血液化学検査". 基準値ハンドブック. 改訂第 2 版. 東京, 南江堂, 2003, 123-5.
2) 矢崎義雄編. "肝・胆道・膵の疾患". 内科学：合本. 第 11 版. 東京, 朝倉書店, 2017, 1033-202.
3) 中尾隆明ほか. 看護の現場ですぐに役立つ検査値のキホン. 東京, 秀和システム, 2017, 66-7.
4) 足立香代子. "検査値に基づいた栄養状態の判断". 検査値に基づいた栄養指導. 新改訂版. 東京, チーム医療, 2010, 176-9.

13 ガンマ・グルタミルトランスフェラーゼ（γ-GT／γ-GTP）

みやおか・よしたか
東京医科大学腎臓内科学分野助教 **宮岡良卓**

検査からわかること

ガンマ・グルタミルトランスフェラーゼ（γ-GT）は、アミノ酸を代謝する酵素の一つです。胃や腸などで分泌される消化酵素ではなく、肝臓などの細胞内ではたらく代謝酵素で、グルタチオンというペプチドを分解して新たなペプチドをつくる役割があります。ちなみにグルタチオンは食品ではレバーに多く含まれています。

肝臓はたんぱく質やアミノ酸の代謝にかかわる大事な臓器で、γ-GTもおもに肝臓ではたらいています。肝臓のなかには肝細胞でつくられた胆汁が運ばれていく細い胆管がたくさん通っていますが、γ-GTは肝細胞のなかと胆管の両方に存在しています。これらの部位が何らかの障害を受けた状態、つまり肝疾患や胆道系疾患などがあると、γ-GTの血中濃度が増加することがあります。また、飲酒などのアルコール摂取や一部の薬剤によって増加するのも特徴です。

γ-GTの血中濃度が増加するしくみは、大きく分けると2つあります。一つは単純に肝臓や胆管の障害で細胞が壊れて血中に漏れ出てしまうタイプです。もう一つは、酵素誘導といって、外から摂取した物質の影響で酵素自体がたくさんつくられてしまうタイプです。アルコールや薬による増加の場合は酵素誘導のしくみがかかわっています。

基準値と異常値

女性では男性より低い値になります。基準値より低くてもあまり病的意義はありません。
- **基準値**：男性10〜50IU/L、女性9〜32IU/L

検査値の見方

γ-GT値がアルコールの影響を受けるということ以外に注意しておきたいのが、この値を単独で評価することはあまりないということです。基本的にはほかの肝胆道系酵素の異常もあわせて判断します。肝臓の病気に関連した代表的酵素といえば、トランスアミナーゼ（AST、ALT、**100ページ**）ですし、胆道系の病気はアルカリホスファターゼ（ALP、**119ページ**）などとセットで評価します。アルコール以外にγ-GTを増加させる薬には、フェニトインなどの抗てんかん薬、ジアゼパムなどの向精神薬、ステロイド薬などがあります。これらの薬を飲んでいる場合は影響を考慮する必要があります（表）。

表 ▶ γ-GT が増加する原因

アルコール性肝障害
胆汁うっ滞、閉塞性黄疸
脂肪肝（非アルコール性含む）、慢性肝炎、肝硬変、肝細胞がんなど
薬剤の影響

肝疾患

肝疾患のなかでもアルコールによる肝障害では、とくにγ-GT が増加しやすいといわれています。たとえば、γ-GT とともにトランスアミナーゼが高値であれば肝疾患を考えますが、γ-GT 値が100IU/L 以上とかなり増加しているような状況であれば、アルコールや薬剤による肝障害などを考えます。酵素誘導による上昇であり、かならずしも肝臓の障害の重症度とは関連しない点で、値の解釈には注意が必要です。ちなみに、増加した値が禁酒により半減するまでには１週間ほどかかるといわれています。

胆道系疾患

腸からの脂肪吸収を助ける胆汁は、肝臓でつくられたあと、胆管を通って十二指腸に流れます。胆管の途中で胆管結石や胆管がんなどにより、流れる胆汁がせき止められてしまうと、肝臓でつくられた胆汁は行き場を失って、胆管内や肝臓内にたまってしまいます。これが胆汁うっ滞で、さらに悪くなると閉塞性黄疸と呼ばれる状態になります。胆汁うっ滞では、胆道系酵素である ALP という酵素も一緒に増加します。ALP の増加がなくγ-GT だけが増加していたら、何らかの薬剤の影響か、胆道系の異常ではなく脂肪肝など肝臓の異常かもしれません。

栄養管理と栄養指導

食事との関連でいえば、飲酒の影響はいつも考えておく必要があります。γ-GT 単独で増加がみられる場合は、採血検査から２週間以内にアルコールの摂取がないかを確認しておくとよいと思います。ただし、飲酒で上昇しない人も10 ～ 20％ほどいるので、増加がないからといって飲酒がないわけではないので注意してください。また、小児や若年者は低めであるなど、個人差があるのもγ-GT の捉え方の少しむずかしいところです。筆者は単独で高い患者がいた場合、まずは禁酒した状態で値が正常化するかどうかを確かめてもらうようにしています。

引用・参考文献

1) MedicalPractice 編集委員会. "生化学検査". 臨床検査ガイド 2007 ～ 2008：これだけは必要な検査のすすめかた・データのよみかた. 東京, 文光堂, 2007, 124-5.
2) 黒川清ほか編. "血清酵素". 臨床検査データブック 2019-2020. 高久史麿監修. 東京, 医学書院, 2019, 130-1.
3) 中尾隆明ほか. "腎機能・肝機能・胆道系検査". 看護の現場ですぐに役立つ検査値のキホン：ナースのためのスキルアップノート. 東京, 秀和システム, 2017, 69-70.

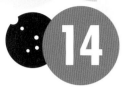

14 総ビリルビン（T-Bil）

東京医科大学腎臓内科学分野 すぎ・わたる **杉渉** 　東京医科大学腎臓内科学分野助教 みやおか・よしたか **宮岡良卓**

検査からわかること

　赤血球に含まれるヘモグロビン（Hb、58ページ）が分解されると間接ビリルビン（I-Bil）がつくられ、肝臓に取り込まれた後にグルクロン酸抱合という化学反応を受け、直接ビリルビン（D-Bil）になります。間接ビリルビンと直接ビリルビンの両者を合わせて総ビリルビン（T-Bil）と呼びます。直接ビリルビンは水溶性であり、胆汁中に溶け込み、胆管を通って腸へと流れ、腸内細菌によってウロビリノーゲンという物質へと変えられて、便として排泄されます。ウロビリノーゲンの約20％は腸管で再吸収され肝臓へと取り込まれて再利用されますが、一部は尿中へ排泄されます。健常人では小腸でのビリルビン再吸収は起こりませんが、空腹によって腸の動きが低下した場合は再吸収されます。これを腸肝循環と呼びます。

基準値と異常値

基準値	総ビリルビン（T-Bil）	0.4 ～ 1.5mg/dL
	間接ビリルビン（I-Bil）	0.2 ～ 1.0mg/dL
	直接ビリルビン（D-Bil）	0.0 ～ 0.2mg/dL

検査値の見方

ビリルビンが高いときに考えられること

　総ビリルビンが2mg/dL以上で黄疸が現れることがあります。直接ビリルビンと間接ビリルビンのどちらが優位に増加しているかが、胆道系疾患や肝臓疾患との鑑別に役立ちます。肝細胞の先天的ビリルビン代謝異常に基づく黄疸のことを体質性黄疸と呼びます。ビリルビンだけが高値であり、そのほかの値が正常であることが多いとされています。高間接ビリルビン型と高直接ビリルビン型があり、症状もさまざまですが、薬物代謝への影響が生じる場合があります。

　肝細胞から十二指腸までの胆汁排泄経路の異常は胆汁うっ滞と呼ばれ、毛細胆管および肝内胆管の異常による肝内胆汁うっ滞と、肝外胆管の機械的閉塞による閉塞性黄疸に大別されます。胆汁うっ滞が起こると胆汁が排泄されなくなり、胆汁中に含まれるビリルビンが血液中に流れ込みます。胆汁に含まれるビリルビンは肝臓でグルクロン酸抱合を受けているため、胆汁うっ滞が生じると直接ビリルビンが上昇します。肝内胆汁うっ滞の原因には、ウイルス感染、薬剤、中心静脈栄養、妊娠などがあげられます。閉塞性黄疸の原因には、胆石、胆管がん、膵が

んなどがあげられます。直接ビリルビンだけでなく、アルカリホスファターゼ（ALP、119ページ）やガンマ・グルタミルトランスフェラーゼ（γ-GT、102ページ）といった胆道系酵素の上昇がみられます。

血液中で赤血球が破壊されることを溶血と呼びます。溶血によって赤血球に含まれるヘモグロビンが分解され、間接ビリルビンが血液中に漏れ出します。ビリルビン増加による黄疸のことを溶血性黄疸と呼びます。間接ビリルビン産生過剰によってグルクロン酸抱合が間に合わなくなるため、間接ビリルビンが増加します。溶血性黄疸の場合は間接ビリルビンのほかに乳酸脱水素酵素（LDH、121ページ）の上昇がみられます。

肝障害が起こると肝細胞からビリルビンが漏れ出します。通常は直接ビリルビンが上昇しますが、肝臓の機能が低下している場合は間接ビリルビンが上昇することもあります。肝障害ではそれにあわせてアスパラギン酸アミノ基転移酵素（AST、100ページ）やアラニンアミノ基転移酵素（ALT、100ページ）の上昇がみられます。

ビリルビンが低いときに考えられること

赤血球のなかに含まれるヘモグロビンが少ない状態である小球性低色素性貧血（鉄不足など）の場合、ヘモグロビンが分解されてつくられるビリルビンが少なくなるため、間接ビリルビンおよび総ビリルビンが低下します。

直接ビリルビンが低い場合の臨床的意義は少ないと考えられています。

栄養管理と栄養指導

過食があると胆石ができやすくなり、糖質のとりすぎと繊維質の摂取不足も胆石を誘発します。肥満があるとHMG-CoA還元酵素の活性が増加し、胆汁中へのコレステロールの排泄が増えるため、胆石ができやすくなります。脂質異常症（高脂血症）でもコレステロール結石ができやすくなります。そのため、過食を避けて、コレステロールや脂質の適量摂取を心がけ、繊維質の摂取が推奨されます。

膵がんの明らかな原因はいまだ不明ですが、疫学的に喫煙やコーヒー多飲がリスクファクターといわれています。

引用・参考文献

1) 巽典之編. "血液化学検査". 基準値ハンドブック. 改訂第2版. 東京, 南江堂, 2003, 78.
2) 矢崎義雄編. "肝・胆道・膵の疾患". 内科学：合本. 第11版. 東京, 朝倉書店, 2017, 1033-202.
3) 中尾隆明ほか. 看護の現場ですぐに役立つ検査値のキホン. 東京, 秀和システム, 2017, 71-3.
4) 足立香代子. "生活習慣病と検査値". 検査値に基づいた栄養指導. 新改訂版. 東京, チーム医療, 2010, 99-100.

第5章 血液生化学に関する検査

15 クレアチニン（Cre）

みやおか・よしたか
東京医科大学腎臓内科学分野助教　**宮岡良卓**

検査からわかること

クレアチニン（Cre）の値をみれば腎機能が悪いかどうかがわかります。クレアチニン自体は、筋肉内のクレアチンという有機酸の一種が筋肉にエネルギーを利用され、最後に老廃物となったものです。これが血液中に一定の割合で存在しているのですが、腎機能が弱ってくるとクレアチニンの数値は増加していきます。

腎臓は血液を濾過して老廃物を尿に出しているところです。クレアチニンは全身の筋肉でつくられて、じわじわと血液中に出ていきますが、腎臓でほとんど尿に出されるので、血液中のクレアチニン濃度は1mg/dL程度にとどまります。つくられる量と出ていく量が釣り合っている状態で、腎臓が弱って濾過が悪くなるとどうでしょうか。尿に出ていたはずの分が血液中に滞ってクレアチニン値は増加します。つまり、腎機能障害があると血中濃度は増加します。ちなみに、クレアチニンは老廃物といっても、何か体に害をおよぼすというわけではなく、腎機能低下の結果として増加しているだけです。

基準値と異常値

高値・増加	慢性腎不全、腎機能の悪化（急性腎不全、慢性腎不全の増悪、腎血流の低下：脱水症など）、筋肉量の増加、一部の薬剤 たんぱく過剰摂取後
正常	男性：0.65～1.09mg/dL 女性：0.46～0.82mg/dL
低値・減少	腎機能の改善、筋肉消耗、下肢切断、腎血流の増加、妊娠中

検査の見方

クレアチニンが増加する病気は腎不全だけといっても過言ではないでしょう。腎不全には、数日で急にクレアチニンが増加する急性腎不全（急性腎臓病〔AKI〕）と、ゆっくりと高くなる慢性腎不全（慢性腎臓病〔CKD〕）という腎臓病のざっくりした診断があります。それらをひき起こす原因によって、いろいろな病名がありますが本稿では割愛します。腎臓の血液の流れが悪くなるような脱水症などでは、クレアチニンが一過性に増加することもあります。また、妊娠中は腎臓の血流が増えるのでクレアチニンは低下します。

クレアチニンの解釈の問題点

　クレアチニンの解釈についてはいくつかの点で注意が必要です。クレアチニンは筋肉でつくられているため、個人の筋肉量によって基準値が変わってしまいます。各人が異なる尺度の「ものさし」をもっていると思ってください。個人のなかで値を比べれば、高くなれば高くなるほどに腎臓が悪くなっていることになりますが、単純に他人と値を比較しても「ものさし」が異なるので、よい・悪いという判断はできません。また、初期の腎不全はクレアチニン値をみただけではわかりにくいです。とくにクレアチニン1mg/dLくらいの人のなかには、腎機能がよい人も悪い人も混在します。

クレアチニンと筋肉量

　筋肉が減ってしまう状態では注意が必要です。腎機能には変化がないにもかかわらず、クレアチニン値が減少してしまうことがあります。たとえば、高熱が出るような感染症の状態、具合が悪くて寝込んでいるような消耗状態、下肢の切断などを行った場合などです。そのような場合には筋肉というクレアチニンの工場が減るので、老廃物自体が減り、ベースの基準値が変わってしまうのです。厳密にクレアチニンを解釈するには、最近の患者の状態にも気を配らなければなりません。

　筋肉トレーニングを行って筋肉量が増えていくとクレアチニンが増加する場合もあります。また、動物性たんぱく質をたくさん食べることや、クレアチンのサプリメントの過剰摂取でもクレアチニンは増加するといわれています。正確な値を得るには、検査前は極端な食事を避けて、なるべく空腹時に採血を行うことが望ましいでしょう。筋肉量の影響を排除して腎機能を評価する検査方法はいくつかありますが、クレアチニン・クリアランス（CCr）、シスタチンCを用いたeGFRなどが選択肢になります。

栄養管理と栄養指導

　クレアチニン値を増加させる要因として、食品が影響する場合もあるので注意が必要です。動物性たんぱく質の摂取や、クレアチンのサプリメントの過剰摂取による一過性クレアチニン高値などは、腎機能の正確な評価に影響する可能性があります。検査前にサプリメントを中止すること、極端な食事を避けることで、影響を抑えられるでしょう。

　CKDはステージによっては、食事のたんぱく質制限が必要になります。少なくとも蛋白尿がたくさん出ている患者に、動物性たんぱく質の過剰な摂取やプロテインなどのサプリメントを積極的にすすめる医師は少ないと思います。CKDはステージによって栄養指導の指示が変わることもあるので、医師の指示を確認し、適切と思われる1日たんぱく質摂取量の範囲内で指導するとよいと思います。

引用・参考文献
1) 黒川清ほか編. "アミノ酸・窒素化合物". 臨床検査データブック2019-2020. 高久史麿監修. 東京, 医学書院, 2019, 118.

第5 血液生化学に関する検査

16 クレアチニン・クリアランス（CCr）

東京医科大学腎臓内科学分野助教　みやおか・よしたか　宮岡良卓

検査からわかること

　腎機能がどれくらいなのかを実際に測定して数値で表すことができます。数値が低いほど腎機能が悪いということになります。そもそも腎機能とは何でしょうか。腎臓のはたらきはざっくりというと「血液を濾過」して、老廃物を尿として体外に出すことです。どれくらい「濾過」できているのかを腎機能の指標としています。もっと具体的にいうと、1分間あたりに濾過される血液の量（mL/分）です。この値は糸球体濾過量（GFR）と呼ばれており、正常は100mL/分ほどです。糸球体というのは腎臓の濾過にかかわる「ふるい」の部分として機能する場所を指しますので、そこで濾過を受ける血液の量ということになります。GFRを測定する方法の一つがクレアチニン・クリアランス（CCr）という検査です。クレアチニン（Cre）を利用しますが、採血検査だけでなく、尿を長時間ためて蓄尿検査を行う必要があります。

基準値と異常値

　基準値は現在一般に使用されている慢性腎臓病（CKD）のステージ分類とは異なる点に注意してください。

高値	≧130mL/分	過剰濾過（腎臓に負担がかかっている状態）：たんぱく質の過剰摂取後、糖尿病初期、妊娠中
正常	≧91mL/分	―
低値	<90mL/分	腎機能低下、急性腎不全、慢性腎不全
	71～90mL/分	軽度低下
	51～70mL/分	中等度低下
	31～50mL/分	高度低下
	1～30mL/分	腎不全

検査値の見方

CCrの測定・計算方法

　クレアチニンは人によって値の「ものさし」が異なる点や筋肉の影響を受ける点から腎機能の評価としては少し使いにくいものでした。その点、CCrを使えば本来の知りたい腎機能（GFR）を実際に測定することができます。クレアチニンは尿中にそのまま出される物質であるため、1日の尿に出されるクレアチニンの量を測って、クレアチニン濃度と比較すれば、濾過された血液の量がわかります。計算方法の具体的な説明については割愛し、式だけ示しま

す。

●CCr（mL/分）＝尿中 Cre 濃度（mg/dL）
　　　×尿量（mL/分）/血清 Cre 濃度（mg/dL）

蓄尿方法

　蓄尿方法は、ペットボトルやバケツなどの容器や販売されているユリンメート®という蓄尿器などを利用します。1日分の尿の一部を採取し、検査に使用します。あとは血中濃度を測定して、これらの結果をCCrの式にあてはめて計算するだけです。蓄尿時間は通常24時間ですが、短縮して評価する場合もあります。

解釈の注意点

　計算により得られた数字については、解釈に注意が必要です。一つは、CCrはもともと腎機能を本来よりよく評価してしまうという欠点があります。厳密には、GFRの値はイコールCCrではなく、CCrの7割程度（GFR ＝ CCr × 0.715）とされています。また、腎不全がすすんでくると本来よりさらによく評価してしまうことが知られています。イヌリンという物質（注射して投与する必要がある）を用いるとより正確なGFRを求めることができますが、煩雑であるため臨床ではあまり行いません。

　もう一つは、CCrの値は患者の腎不全のステージを決めたり、ほかの人と比較したりすることには不向きで、それらを目的とする場合は、体表面積補正（標準体表面積1.73m²と仮定したときのCCrに変換）を行う必要がある点です。そのほか、蓄尿量が少ない（きちんとためられ

ていない）と低く評価してしまうので注意しなければなりません。

栄養管理と栄養指導

　栄養管理などではCCrを指導に使用することは少ないと思います。むしろ蓄尿検査で得られる推定たんぱく質摂取量、推定食塩摂取量などについて評価することが多いと思います。正確に評価するためには、蓄尿量の不足に気づくことが大事です。蓄尿で得られた尿中のクレアチニン量をチェックして著しく少ない場合（尿中クレアチニンは20mg/kg理想体重/日程度が目安）などは蓄尿不足を疑う必要があります。医師以外の職種が腎機能を評価する場合には、最初はCCrではなく、補正などが不要でわかりやすいeGFR（**110ページ**）などを用いたほうが無難であると思います。

| 引用・参考文献 |

1) 黒川清ほか編. "アミノ酸・窒素化合物". 臨床検査データブック2019-2020. 高久史麿監修. 東京, 医学書院, 2019, 113-4.
2) 日本腎臓学会. 腎疾患患者の生活指導・食事療法に関するガイドライン. 日本腎臓学会誌. 39（1）, 1997, 1-37.
3) 黒川清監修. 和田健彦ほか監訳. "腎生理の総説". 体液異常と腎臓の病態生理. 第3版. 東京, メディカル・サイエンス・インターナショナル, 2015, 22.

第5章　血液生化学に関する検査

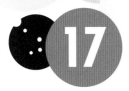

17 推算糸球体濾過量（eGFR）

みやおか・よしたか
東京医科大学腎臓内科学分野助教 **宮岡良卓**

検査からわかること

　推算糸球体濾過量（eGFR）は、もっとも使いやすい腎機能の指標といえます。クレアチニン・クリアランス（CCr）と同様に腎機能を数値として表します。血清クレアチニン（Cre）値は腎機能を評価できますが、人によって基準が異なるため、わかりにくいものでした。eGFRは腎機能のレベルについて共通した「ものさし」になるため、直感的に理解しやすく、CCr測定のように煩雑な蓄尿検査や値の補正が不要な点でも優れています。

　正常では腎臓が処理（濾過）できる血液量は1分間に100mLほどになりますが、この値自体がその人のもつ腎臓の「濾過のパワー」を表すことになります（糸球体濾過量については **108ページ参照**）。腎臓が傷ついたり、腎臓内の血流の流れが悪くなったりすると、処理量が減るため、GFRは落ちてしまいます。老廃物もたまってしまうので、処理量が大きく減ると腎不全の状態といえます。

　eGFRは、採血して得られたクレアチニン値からGFRを推算（estimate）した値になります。eGFRの算出にはいくつかの式がありますが、本稿では日本人において一般的に利用されているGFR推算式に関して解説します。eGFRは、年齢、性別と採血検査によって得られたクレアチニン値さえわかれば計算できるので、とても便利です。最近では健診などを受けるとクレアチニンだけでなく、eGFRも併記されることが一般的になっており、腎機能が落ちていることに早く気づくことができるようになりました。

基準値と異常値

eGFR （mL/分 /1.73m²）	意味	CKDステージ
≧90	正常または 高値	蛋白尿や画像上腎臓の異常などがあればCKDステージG1
60〜89	正常または 軽度低下	蛋白尿や画像上腎臓の異常などがあればCKDステージG2
45〜59	軽度〜 中等度低下	CKDステージG3a
30〜44	中等度〜 高度低下	CKDステージG3b
15〜29	高度低下	CKDステージG4
<15	末期腎不全	CKDステージG5

検査値の見方

公平にステージを評価する

eGFR は、真の GFR（イヌリン・クリアランスによって得た実際の値）とクレアチニン・年齢と性別（筋肉量を規定する要素）との関係性を数式にして推定した値です。日本人の慢性腎臓病（CKD）患者のデータをもとに開発されました。標準体表面積あたりに換算された数値が示されます。体格が小さいと体が必要とする GFR が低いのは当然ですが、体格の大きい人と GFR を比べたときに、体格の小さい人が不利になってしまいます。eGFR は補正された値ですので、公平にステージを評価することができます。

慢性腎臓病（CKD）の診断

CKD の診断は、eGFR の値が柱になっています。3ヵ月以上にわたり eGFR 60mL/分/1.73m^2 未満が維持されてしまうと CKD と呼ばれます。eGFR 60mL/分/1.73m^2 以上でも、蛋白尿や画像診断などで腎臓の異常があるときは CKD に含まれます。腎機能が悪くなると将来的には透析になる可能性があります。また、腎臓が悪くなればなるほど、心臓や脳血管の病気や死亡が増えることがわかっているため、これらに対して早期に対策するべく、eGFR や CKD の概念は広がってきています。

注意すべき点

簡便さを大絶賛してきた eGFR ですが、あくまで推定値でしかないという注意点もあります。eGFR の値がクレアチニンをもとにしたデータであるため、平均的な体格から外れた（極端な痩せ、下肢切断患者、筋肉隆々など）患者は、正確な値が出にくくなります。また、eGFR の式自体が CKD の人を中心としてつくられて

いるため、健常者や若年者のような腎機能がよい人については、本当はよい腎機能でも悪いと判断してしまう可能性があります。腎機能を正確に評価するには、システチン C という別の物質を利用した eGFR や、実際に CCr を測定して、これらを組み合わせて評価することで正確さが増します。

栄養管理と栄養指導

CKD は蛋白尿とあわせて評価する必要がありますが、eGFR に応じてステージは 6 段階に分かれています。患者にも現在の腎機能のパワーとして簡単に理解してもらえるようになりました。管理栄養士とたんぱく質制限をどの段階ではじめるかということも、共有しやすくなったと思います。たんぱく質摂取量については、基準としてはステージ G3a で 0.8 〜 1.0g/kg 標準体重、G4 以降は 0.6 〜 0.8g/kg 標準体重とされていますが、人によっては栄養障害をまねく可能性もあるので、患者ごとに必要量などを考える必要があります。厳格にたんぱく質を制限する場合は、熱量の不足による筋肉量の低下や、意図しない体重減少がないか注意してください。CKD では食塩制限は基本ですが、段階的に介入が必要となるたんぱく質制限、カリウム制限などについて考えるうえでも、eGFR に注目すると、より効果的な栄養指導ができると思います。

◀ 引用・参考文献 ▶

1) 日本腎臓学会編. "腎機能の評価法：成人". CKD 診療ガイド 2012. 東京, 東京医学社, 2012, 18-21.
2) 黒川清ほか編. "アミノ酸・窒素化合物". 臨床検査データブック 2019-2020. 高久史麿監修. 東京, 医学書院, 2019, 110-3.

18 血中尿素窒素（BUN）

東京医科大学腎臓内科学分野講師　**長井美穂**

ながい・みほ

検査からわかること

組織蛋白質や食事たんぱく質が体内で分解されて生じたアンモニアが最終的には肝臓の尿素回路で代謝され、窒素を含む尿素となります。血中に放出されたこの尿素窒素を血中尿素窒素（BUN）といいます。

BUNはおもにたんぱく質の摂取量や体内での蛋白質合成と分解、腎機能の影響を受けます。また、尿素窒素は透析により除去されやすいため、BUNは透析効率の指標としても用いられます。

BUNの異常は、おもに腎からの尿素排泄異常を反映していますが、腎外性因子にも強く影響を受けます。

基準値と異常値

測定法によって基準値範囲は異なりますが、共用基準範囲は8～20mg/dL（ウレアーゼ-GLDH法の基準値は9～21mg/dL）です。尿素窒素は腎臓より排泄されるため、腎機能が低下するとBUNは上昇します。とくに、維持血液透析患者の透析前では60～90mg/dL程度まで上昇し、透析後には低下します。BUNが異常となる病態・疾患については**表**に示します。

検査値の見方

BUNは腎機能以外にもさまざまな原因で値が変化します。体液過剰では低値に、脱水症では高値になります。体内で蛋白質の分解（異化）がすすむと高値になります。また、臨床的には消化管出血で高値になることが知られています。とくに透析患者では、食事摂取量や透析効率によってBUNが変動するため、個々の患者におけるBUNの経時的な変化を見逃さないことが大切です。

本来BUN値が高い水準で推移する腎機能障害患者において、BUNが基準値内の場合に、低栄養が示唆される点にも注意が必要です。BUNの異常は、おもに腎からの排泄異常、すなわち腎機能を反映しますが、脱水、心不全、高たんぱく食、消化管出血など、腎外性因子にも強く影響を受けます。BUNが高値の場合にはBUN/Cre比を計算することで、腎外性因子の影響を推定でき、BUN/Cre比が10以上などの高値の場合には、腎外性因子の影響が考えられます。

栄養管理と栄養指導

「日本人の食事摂取基準（2020年版）」では、たんぱく質の目標量は、性別・年齢・身体活動

	原因となる病態・疾患	原因薬剤
BUN 高値	腎不全、腎機能障害、高たんぱく食、消化管出血、絶食・飢餓、脱水、発熱、感染症、組織の壊死・崩壊、重症消耗性疾患、手術後、甲状腺機能亢進症、心不全、腹水貯留（血管内脱水）	副腎皮質ステロイド、利尿薬、抗菌薬（アミノグリコシド系、テトラサイクリン系など）、非ステロイド系抗炎症薬、免疫抑制薬、抗悪性腫瘍薬、造影剤など
BUN 低値	低たんぱく食、肝不全、妊娠、多尿（尿崩症）	成長ホルモン、蛋白同化ホルモン、マンニトール利尿薬など

レベルによって異なりますが、推奨量は成人男性で 65g/ 日（65 歳以上は 60g）、成人女性で 50g/ 日とされています[1]。また、日本腎臓学会の「慢性腎臓病に対する食事療法基準 2014 年版」によると、慢性透析患者では標準体重あたり 0.9 ～ 1.2g/kg/ 日のたんぱく質摂取が推奨されています[2]。

たんぱく質が多く含まれる食品としては、主菜となる肉、魚、卵以外に、豆腐・納豆などの大豆製品や、牛乳・ヨーグルト・チーズなどの乳製品がありますが、腎機能障害患者では過剰摂取を控える必要があります。また、たんぱく質を含まないエネルギー源となる食品としては、砂糖、油脂類、でんぷん製品（はるさめ、かたくり粉、くずきりなど）、医療用特殊食品の MCT オイル、粉飴などがあります。たんぱく質制限を行う場合には、主食とあわせてエネルギー源となる食品をうまく取り入れてエネルギー不足に気をつける必要があります。

┤ 引用・参考文献 ├

1) 厚生労働省.「日本人の食事摂取基準（2020 年版）」策定検討会報告書.（https://www.mhlw.go.jp/stf/newpage_08517.html, 2020 年 2 月閲覧）.
2) 日本腎臓学会編. 慢性腎臓病に対する食事療法基準 2014 年版. 日本腎臓学会誌. 56（5）, 2014, 553-99.
3) 黒川清ほか編. "アミノ酸・窒素化合物". 臨床検査データブック 2019-2020. 高久史麿監修. 東京, 医学書院, 2019, 119-20.

19 尿酸（UA）

東京医科大学腎臓内科学分野講師　**長井美穂**
ながい・みほ

検査からわかること

尿酸（UA）は、体内で「プリン体」という物質が細胞の新陳代謝やエネルギーの消費に使われ、分解されることによってできる老廃物です。プリン体の約80％は体内でつくられ、残りの20％は食事をとおして摂取されます。体内で毎日同じ量の尿酸が産生され、体外に排泄されるので、通常であれば体内の尿酸の量は一定に保たれています。しかし、何らかの原因で産生と排泄のバランスがくずれると、尿酸が増えすぎて高尿酸血症になります。高尿酸血症には、尿酸がつくられすぎる「産生過剰型」、排泄されにくい「尿酸排泄低下型」、産生されすぎるうえに排泄されにくい「混合型」の3つのタイプがあります。治療薬もタイプによって使い分けます。

基準値と異常値

血清検体を用いて、ウリカーゼ・ペルオキシダーゼ法で測定し、基準値は男性3〜7mg/dL、女性2〜7mg/dLであり、7.0mg/dL以上を高尿酸血症と呼びます。尿酸値が異常となる病態・疾患については表に示します。

検査値の見方

尿酸値が高い状況が続くと、尿酸の結晶が関節や腎臓にたまって、痛風（痛みや発赤を伴う痛風関節炎）だけではなく、腎障害（慢性腎臓病）や尿路結石などの合併症をまねく原因となります。また、高尿酸血症は、高血圧や糖尿病、脂質異常症などのメタボリック症候群といわれる生活習慣病を合併することも少なくありません。尿酸はプリン体の最終産物ですが、それぞれの細胞には遺伝情報をつかさどる核酸を主成分とした核があり、プリン体は核酸の構成成分です。そのため、食事や腎機能の影響、脱水や過度の運動、大量飲酒などの影響のほか、血液腫瘍（白血病、悪性リンパ腫、慢性骨髄増殖症候群など）や充実性腫瘍（肉腫、乳がんなど）、組織破壊亢進（溶血性貧血、横紋筋融解症など）、抗腫瘍薬などの薬剤の影響でも、尿酸値が増加します。

血清尿酸値が高い場合には、尿酸クリアランスを計算して、原因を調べることがあります。％尿酸クリアランスが4％以下は排泄低下型、14％以上は産生過剰型と推測します。

●％尿酸クリアランス（％ CUA/CCr）
= [尿中 UA 濃度 × 血清 Cre 濃度]／[血清 UA 濃度 × 尿中 Cre 濃度]

表 ▶ 尿酸値が異常となる病態・疾患

	原因となる病態・疾患	原因薬剤
UA 高値	痛風、無症候性高尿酸血症、腎不全、白血病、悪性リンパ腫、慢性骨髄増殖症候群、von Gierke 病、5-ホスホリボシル -1- ピロリン酸合成酵素活性亢進、ヒポキサンチン - グアニンホスホリボシルトランスフェラーゼ活性低下	サイアザイド系利尿薬、ピラジナミド、エタンブトール、シクロスポリンなど：腎からの尿酸排泄を低下させる
UA 低値	腎性低尿酸血症、重症肝障害、尿細管性アシドーシス、キサンチンオキシダーゼ欠損症、プリンヌクレオチドホスホリラーゼ欠損症、5-ホスホリボシル -1- ピロリン酸合成酵素欠損症	サリチル酸、アセトヘキサミドなど：腎からの尿酸排泄を増加させる

栄養管理と栄養指導

尿酸の産生と排泄のバランスがくずれる原因としては、遺伝的な体質のほか、食生活や運動不足、ストレスといった環境的な要因もあるといわれています。

プリン体の摂取量は1日400mgまでに控えます。プリン体の多い食品としては、レバー、白子やあん肝などの内臓類、魚の干ものなどで、これらの食品をとりすぎないように指導しましょう。アルコールは尿酸の産生を促進し、尿から排泄されるのを妨げることにもなるため、飲酒は適量にします。ビールはとくにプリン体を多く含むので注意が必要です。また、尿をアルカリ化することで、尿酸が溶けやすくなり、尿酸の排泄を促進します。わかめやひじきなどの海藻類やきのこ類、野菜類などの摂取をすすめます。そのほか、水やお茶などの糖分を含まない水分をしっかりと摂取し、有酸素運動をはじめとした適度な運動や、規則正しい食生活で適正体重を指導します。

◀ 引用・参考文献 ▶

1) 一般社団法人日本痛風・核酸代謝学会ガイドライン改訂委員会編. "高尿酸血症・痛風の治療マニュアル". 高尿酸血症・痛風の治療ガイドライン. 第3版. 東京, 診断と治療社, 2018, 72-163.

2) 黒川清ほか編. "アミノ酸・窒素化合物". 臨床検査データブック 2019-2020. 高久史麿監修. 東京, 医学書院, 2019, 105-6.

3) 厚生労働省. 「日本人の食事摂取基準（2020年版）」策定検討会報告書. (https://www.mhlw.go.jp/stf/newpage_08517.html, 2020年2月閲覧).

20 クレアチンキナーゼ（CK）

東京医科大学腎臓内科学分野　いえむら・ふみか　**家村文香**　　東京医科大学腎臓内科学分野講師　ながい・みほ　**長井美穂**

検査からわかること

　クレアチンキナーゼ（CK）は、筋肉中にあるクレアチンのリン酸化を触媒する酵素です。筋肉のエネルギー代謝にかかわる酵素で、クレアチンホスフォキナーゼ（CPK）とも呼ばれます。細胞内で、クレアチンとアデノシン三リン酸（ATP）からクレアチンリン酸と ADP を産生させる反応を媒介します。この反応により、筋肉の細胞内にエネルギーを蓄えることができます（図）。おもに、骨格筋・心筋・脳の細胞に含まれています。クレアチンキナーゼには B（brain）と M（muscle）の 2 種類のサブユニットが存在し、結合様式によって、CK-MM、CK-MB、CK-BB という 3 つのアイソザイムが存在します。アイソザイムは、酵素としての活性はほぼ同じですが、たんぱく質の構造（アミノ酸配列）が異なります。CK-MM は骨格筋に、CK-MB は心筋に、CK-BB は脳・平滑筋に、多く存在しています。それぞれの臓器の細胞が障害を受けると、血液中に流出します。とくに、CK-MB は比較的心筋に特異的であることから、急性心筋梗塞の診断に用いられることがあります。一般的に、女性は男性よりも筋肉が少ないため、クレアチンキナーゼの値は低くなります。

基準値と異常値

クレアチンキナーゼの基準値と異常値[1]

高度上昇	2,000IU/L 以上
中等度上昇	500 ～ 2,000IU/L
軽度上昇	基準上限～ 500IU/L
基準値	男性 57 ～ 197IU/L 女性 32 ～ 180IU/L
低値	基準下限以下

●検体：血清
●測定法：UV（NAC）法

各アイソザイムの基準値[1]

CK-MM	88 ～ 96%
CK-MB	1 ～ 4%
CK-BB	1% 未満

●検体：血清
●測定法：セルロースアセテート膜電気泳動法（蛍光発色）

検査値の見方

　クレアチンキナーゼが高値のときに考えられるのは、骨格筋・心筋・脳の細胞が障害された状態です。

　CK-MM が上昇するのは、筋肉の外傷や横紋筋融解症、多発性筋炎、筋ジストロフィーなどの筋肉疾患です。横紋筋融解症では、外傷性ま

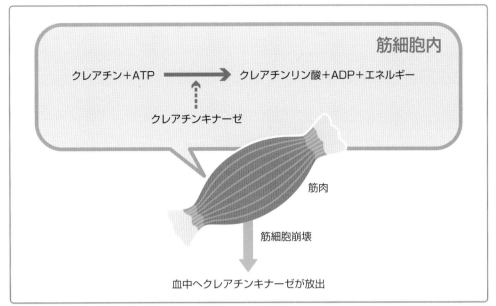

筋細胞内

クレアチン＋ATP ━━━▶ クレアチンリン酸＋ADP＋エネルギー

クレアチンキナーゼ

筋肉

筋細胞崩壊

血中へクレアチンキナーゼが放出

図 ▶ クレアチンと ATP からクレアチンリン酸と ADP を産生させる反応

たは非外傷性の原因で骨格筋細胞の障害が起こり、細胞が壊死することでクレアチンキナーゼが血中に漏れ出します。横紋筋融解症を起こす可能性がある薬剤が知られており、脂質異常症の治療に用いられる HMG-CoA 還元酵素阻害薬（スタチン系）やフィブラート系薬剤、ニューキノロン系抗菌薬が代表です。そのほか、抗精神病薬の使用や抗パーキンソン病薬の減量・中止に伴う悪性症候群が、横紋筋融解症の原因となることがあります。また、激しい運動、筋肉注射後、子どもが採血前に大泣きした場合にもクレアチンキナーゼが上昇することがあります。

CK-MB が上昇するのは心筋が障害されたときで、心筋梗塞、心筋炎などの疾患が疑われます。

CK-BB が上昇するのは、脳が障害されたときで、脳梗塞、頭部外傷などの脳神経疾患が考えられます。

そのほか、てんかんの大発作、アルコール中毒、甲状腺機能低下症、周期性四肢麻痺、硬性

浮腫、熱中症などで、クレアチンキナーゼ（CK-MM）高値を示すことがあります。一般的にはまず、クレアチンキナーゼとして検査を行い、疑われる疾患によりアイソザイム検査が追加されます。

栄養管理と栄養指導

クレアチンキナーゼ上昇をひき起こす疾患には、心筋梗塞をはじめとした生活習慣病がリスク因子となる疾患が含まれており、診断後は、動脈硬化を促進する高血圧や糖尿病、脂質異常症などの管理が必要です。再発予防のためにも減塩・エネルギー制限について患者が理解することが大切であり、栄養指導がよりいっそう重要になります。

筋ジストロフィーや多発性筋炎などの筋肉疾患、脳梗塞や頭部外傷などの脳神経疾患では、嚥下機能低下を来すことがあるため、それぞれの嚥下機能に合わせた食形態を工夫することも

必要です。

　薬剤による横紋筋融解症では、原則的に原因となる薬剤は中止されます。それまでうまくいっていた脂質異常症の治療が、薬剤の中止やほかの薬剤への変更によって、コントロールが悪くなる可能性があるため、食事療法の励行が重要になります。

▸ 引用・参考文献 ◂

1) 黒川清ほか編. "生化学検査". 臨床検査データブック 2019-2020. 高久史麿監修. 東京, 医学書院, 2019, 149-51.
2) 中尾隆明ほか. "クレアチンキナーゼ（CK：creatinekinase）". 看護の現場ですぐに役立つ検査値のキホン：ナースのためのスキルアップノート. 東京, 秀和システム, 2017, 54-5.
3) 山中克郎ほか編. "クレアチンキナーゼ MB（CK-MB）". 看護アセスメントにつながる検査データの見かた. 東京, 照林社, 2016, 158-9.

MEMO

....

....

....

....

....

....

....

....

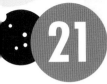 アルカリホスファターゼ（ALP）

東京医科大学腎臓内科学分野講師　**長井美穂**
ながい・みほ

検査からわかること

　ホスファターゼは、体の各組織中に存在し、おもに有機モノリン酸エステルを水解する酵素です。臨床検査ではアルカリ側に至適 pH をもつアルカリホスファターゼ（ALP）が測定され、常用されています。膜を介してリン酸の転送に関与していると考えられています。γ-GT などとともに、肝胆道系酵素と呼ばれ、閉塞性黄疸や肝内胆汁うっ滞の指標として用いられる一方、肝内占拠性・浸潤性病変を示唆する指標としても用いられます。そのほか、肝胆由来以外に、骨、胎盤、小腸由来のアイソザイムがあり、ALP 高値で、原因精査が必要な場合には、アイソザイムの測定を行います。

基準値と異常値

　測定には血清検体を用います。血清 ALP 活性の測定法によって基準値範囲は異なり、共用基準範囲は 106 〜 322U/L（PNP 基質法の基準値は 80 〜 260IU/L）です。セルロースアセテート膜電気泳動（セパレッタ処理後）で ALP アイソザイムを測定します。各 ALP アイソザイムが異常となる病態・疾患については**表**に示します。また、ALP 80IU/L 以下の低値では遺伝性の低 ALP 血症の可能性が示唆され、家族全員の血清 ALP 測定を行うこともあります。

　なお、国際基準へ統一化を図るため、日本臨床化学会（JSCC 法）から国際臨床化学連合（IFCC 法）の基準に、準備のととのった施設から変更となっています。測定値が現行の 1/3（0.35 倍）となり、新基準範囲は 38 〜 113U/L です。

検査値の見方

　ALP の検査には、γ-GT の測定を併用することが一般的であり、ALP と γ-GT がそろって上昇する場合には、閉塞性黄疸を考えて、腹部超音波検査を行います。閉塞であれば、原因検索を行い、痛みを伴うときは結石を、伴わないときは腫瘍などを考えますが、早期では症状が現れないこともあります。閉塞が否定的であれば、肝内胆汁うっ滞を考えて、薬物性肝障害や原発性胆汁性肝硬変などの検索を行います。

　肝胆疾患では、肝での ALP 合成が高まり、肝細胞の毛細胆管側の形質膜微絨毛に多く分布します。高度の閉塞性黄疸では、細胞膜成分に結合した高分子 ALP（ALP1）が血中に放出されます。ALP3 は骨造に伴って増加するため、骨成長・骨折などで増加します。ALP4 は、胎盤

表 ▶ ALP アイソザムの基準値（文献 1 より作成）

各アイソザイムの基準値（%）		高値で考えられる疾患
ALP₁（高分子 ALP）	－	閉塞性黄疸（胆管がん、膵頭部がん、総胆管結石など）、肝内胆汁うっ滞（薬物性肝障害、胆汁うっ滞型急性肝炎、原発性胆汁性肝硬変など）
ALP₂（肝性 ALP）	20.5 〜 54.5	ALP₁ 高値で考えられる疾患に加え、胆道感染、アルコール性肝障害、脂肪肝、うっ血肝、慢性肝炎、肝硬変、肝細胞がん（進展例）など、ほとんどすべての肝・胆道系疾患
ALP₃（骨性 ALP）	43.4 〜 78.3	成長期、骨生成の亢進を伴う骨疾患（骨折、骨軟化症、転移性骨腫瘍、くる病、骨肉腫、パジェット病、副甲状腺機能亢進症、甲状腺機能亢進症など）
ALP₄（胎盤性 ALP）	－	妊娠後期、生殖器系腫瘍、異常妊娠
ALP₅（小腸性 ALP）	0.0 〜 5.7	血液型 B 型・O 型の分泌型の人の食後（脂肪食摂取後に生理的な上昇）、肝硬変、慢性腎不全、糖尿病

※小児では ALP₃（骨性）が優位
● 検体：血清
● 測定法：セルロースアセテート膜電気泳動法

でつくられて母体血中へ出現します。ALP₅ は小腸粘膜から脂肪とともに胸管に入り、血液型 B 型・O 型の分泌型の人の食後に血中に出現します。ALP として検査を行い、肝・胆道系疾患以外の疾患による上昇と鑑別が必要な際には、アイソザイム検査が追加されます。

栄養管理と栄養指導

ALP 上昇を起こす原因によって栄養管理も異なりますが、高度の閉塞性黄疸を伴う場合には、入院加療で絶食のうえ、栄養補給は点滴で行い、閉塞による胆汁うっ滞を解除する治療を優先します。食事がとれるようになったら、糖質を中心とした少量の流動食から開始し、徐々に固形化および増量を行います。脂質の多い食品を制限し、胆囊・胆管の収縮を起こさないように発作を予防したり、消化液分泌の刺激を抑えることが重要となります。また、コレステロールの多い食品はコレステロール結石を生成しやすいため、注意が必要です。食物繊維を多く摂取すると、血中へのコレステロール排泄を促すことができます。また、アルコール性肝硬変や急性膵炎の場合には、原因となるアルコールを禁止し、コーヒーなどのカフェインを多く含む飲料や香辛料（こしょうやとうがらしなど）はなるべく控えます。

◀ 引用・参考文献 ▶

1) 黒川清ほか編. "血清酵素". 臨床検査データブック 2019-2020. 高久史麿監修. 東京, 医学書院, 2019, 138-41.
2) 急性膵炎診療ガイドライン 2015 改訂出版委員会ほか編. "栄養療法". 急性膵炎診療ガイドライン 2015. 第 4 版. 東京, 金原出版, 2015, 137-40.
3) 奥村伸生ほか編. "臨床化学検査". 臨床検査法提要. 改訂第 34 版. 金井正光監修. 東京, 金原出版, 2015, 557-8.

22　乳酸脱水素酵素（LDH）

東京医科大学腎臓内科学分野　**家村文香**　　いえむら・ふみか

東京医科大学腎臓内科学分野講師　**長井美穂**　　ながい・みほ

検査からわかること

乳酸脱水素酵素（LDH）は、糖（グルコース）を体内でエネルギーとして利用する反応である解糖系にかかわる酵素です。解糖系の最終段階でピルビン酸を乳酸に変える反応を触媒します（図）。LDHはほとんどの組織や臓器の細胞に含まれます。そのため、組織や細胞の障害により、血液中に漏れ出し、数値が上昇します。つまり、LDHの高値がみられた場合は何らかの組織や細胞が障害されていることが示唆されます。

基準値と異常値

● 基準値：120 〜 245U/L
● 検体：血清
● 測定法：L → P 法（JSCC 標準化対応法）

検査値の見方

LDH は、心筋・肝臓・骨格筋などの炎症や障害によって上昇するため、心筋梗塞やうっ血性心不全などの心疾患、肝炎や肝がんなどの肝疾患、筋ジストロフィーといった筋疾患で高値を示します。そのほかに、白血病・悪性貧血・溶血性貧血などの血液疾患や、悪性腫瘍によって

も高値を示します。そのため、貧血・炎症・腫瘍などを疑った場合の初期検査として用いられます。また、筋肉に含まれていることから、激しい運動のあとにも高値を示すことがあります。

しかし、LDH が高値であることのみからは、障害されている臓器を特定することはできません。LDH には 5 つのアイソザイムが存在し、各臓器にはそれぞれ異なるアイソザイムが含まれています。LDH のうち、どのアイソザイムが多いかを調べることで、障害された臓器や原因疾患を推測することが可能になります。LDH のアイソザイムの高値から考えられる病態の例を**表**に示します。

肝細胞が障害される疾患では、LDH が上昇しますが、程度は軽度です。肝細胞の障害では、アスパラギン酸アミノ基転移酵素（AST）の上昇もみられるため、肝細胞の障害では、ほかの組織や細胞の障害に比べて、LDH/AST の比が小さくなります。この比が小さいほど、肝臓の障害が強いことが推測されます。LDH/AST が大きくなると、肝臓以外の組織や細胞の障害が起こっていることが推測されます。LDH/AST が 10 以下などの低値では肝細胞の障害が、LDH/AST が 10 〜 30 などの中等度では心筋梗塞や感染症が、30 以上などの高値では悪性腫瘍

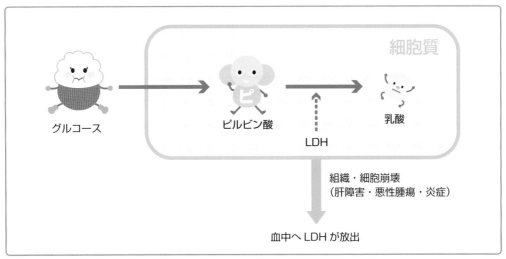

図 ▶ 解糖系の最終段階でピルビン酸を乳酸に変える反応

表 ▶ LDH のアイソザイムの基準値と高値で考えられる疾患

	基準値	高値で考えられる疾患
LDH₁	21 ～ 33%	LDH₁、LDH₂ 優位：心筋梗塞・腎梗塞・悪性貧血・溶血性貧血 LDH₂、LDH₃ 優位：筋ジストロフィー・多発性筋炎・白血病・消化器がん LDH₃、LDH₄、LDH₅ 優位：転移がん LDH₅ 優位：急性肝炎・うっ血肝・肝細胞がん・子宮がん
LDH₂	30 ～ 37%	
LDH₃	18 ～ 23%	
LDH₄	7 ～ 12%	
LDH₅	5 ～ 14%	

●検体：血清
●測定法：アガロースゲル電気泳動法

が疑われます。LDH/AST の比を使うことで、アイソザイムが不明の場合も大まかですが、原因疾患の推定を行うことができます。

　薬の内服が原因で組織や細胞が障害され、LDH の上昇をひき起こす場合もあります。副腎皮質ホルモン（ステロイド）の内服により、骨格筋が障害され、筋力が低下することがあります。これをステロイドミオパチーといい、骨格筋細胞が障害されるため、LDH は血液中に漏れ出します。また、骨格筋の細胞が障害されて壊死する横紋筋融解症をひき起こす薬剤として、HMG-CoA 還元酵素阻害薬（スタチン系）、

フィブラート系薬剤やニューキノロン系抗菌薬が知られていますが、LDH やクレアチンキナーゼの上昇から横紋筋融解症が疑われることがあります。

栄養管理と栄養指導

　LDH が高い値を示す病態にはさまざまなものがあり、LDH が高いからといって画一的な栄養管理を行うことはできません。それぞれの疾患や状況によって栄養管理と栄養指導は異なります。肝障害時には、高アンモニア血症に注意

し、分岐鎖アミノ酸（BCAA）の補充が必要です。悪性腫瘍では、悪液質による食欲低下や異化亢進を考慮した栄養補給が必要です。そのほか、組織や細胞崩壊により逸脱したカリウムによる高カリウム血症などもあわせて考慮が必要です。すなわち、なぜLDHが高くなっているのかを把握することが重要となります。

引用・参考文献

1) 黒川清ほか編. "生化学検査". 臨床検査データブック 2019-2020. 高久史麿監修. 東京, 医学書院, 2019, 131-3.
2) 中尾隆明ほか. "乳酸脱水素酵素（LDH：lactate dehydrogenase）". 看護の現場ですぐに役立つ検査値のキホン：ナースのためのスキルアップノート. 東京, 秀和システム, 2017, 52-3.
3) 足立香代子. "肝機能に関する検査". 検査値に基づいた栄養指導. 新改訂版. 東京, チーム医療, 2010, 94-7.
4) 下正宗編. エビデンスに基づく検査データ活用マニュアル：検査の選択と意味・ケアへの生かし方. 第2版. 東京, 学研メディカル秀潤社, 2013, 194-5.

第5章 血液生化学に関する検査

MEMO

23 アミラーゼ（AMY）

東京医科大学腎臓内科学分野　きむら・ゆうた **木村祐太**　　東京医科大学腎臓内科学分野准教授　ながおか・ゆめ **長岡由女**

検査からわかること

アミラーゼ（AMY）は別名ジアスターゼと呼ばれる消化酵素の一つであり、でんぷん（糖質）を分解して糖にするはたらきをもっています。アミラーゼには、S（唾液）型とP（膵）型の2種類が存在しており、いずれも消化管に分泌されます。S型は咀嚼の際に唾液に含まれ、P型は食物が胃から十二指腸へと送られる際に腸液に含まれて出てきます。アミラーゼはおもに膵臓、唾液腺から分泌され、血液中に吸収された後に腎臓で濾過され、尿中に排泄されます。つまり、アミラーゼの値が高い場合は、膵臓の異常、唾液腺の異常、腎臓からの排泄障害などが生じている可能性を示します。アミラーゼの値が低い場合は、アミラーゼを産生する臓器の破壊が生じている可能性を示します。

基準値と異常値

60〜200IU/L（酵素法 CNP-G7）が正常とされており、尿の場合は随時尿で50〜500IU/L（Et-G7-pNP 基質法）が正常とされています。ほかの項目と異なり、尿でも測定できるのが特徴の一つです。

検査値の見方

アミラーゼの値が高くなる原因として、膵臓の異常（急性膵炎、慢性膵炎、膵がんなど）、唾液腺の異常（急性耳下腺炎、唾石など）、腎臓からの排泄障害（腎不全など）があげられます。血中アミラーゼのみが異常高値で、尿中アミラーゼが低値、ほかの膵酵素が正常の場合は、マクロアミラーゼ血症の可能性があります。マクロアミラーゼとは、血清のアミラーゼの一部が抗体などの免疫グロブリンや多糖類と結合して分子量が大きくなっており、尿中には排泄されません。そのためマクロアミラーゼ血症では、血清のアミラーゼのみが上昇します。尿中アミラーゼと血清アミラーゼの分画を測定することで診断できますが、発症の頻度は人口の0.1％ほどといわれています。そのほか、イレウス（腸閉塞）、卵巣腫瘍、肝炎などでもアミラーゼは高くなることがあります。

アミラーゼの値が低くなる原因として、アミラーゼを産生する臓器の破壊や欠損（慢性膵炎の非代償期、膵がん末期、膵全摘術後、唾液腺摘出後）などがあげられます。S型アミラーゼは、口への刺激（内視鏡検査など）や、唾液腺以外の臓器（肺、卵巣）の異常で上昇することがあります。

アミラーゼの値に男女差はなく、健常者では運動・食事の影響は受けないとされています。著明な高中性脂肪血症や溶血が測定値に影響を与えることがある点に注意が必要です。新生児・乳幼児では、アミラーゼはごくわずかしか検出されませんが、5〜10歳ほどになると成人と同程度の値に到達します。また、痩せ型の人はやや高値になります。

栄養管理と栄養指導

具体例として慢性膵炎の栄養管理を説明します。

慢性膵炎は、病気の原因（アルコール性／そのほかの原因）、活動性（急性／慢性）、重症度（外科的治療が必要な状況かどうか）や、進行度（代償期、移行期、非代償期）に応じて治療や栄養指導を行いますが、栄養価が高く、腹痛が生じにくい食事の指導が重要となります。

代償期には、疼痛が強く、鎮痛薬や蛋白分解酵素阻害薬の内服を行います。また、腹痛の消失や予後の改善のため、禁酒・禁煙の指導が重要です。高脂肪食の摂取後に腹痛を伴う場合、脂肪制限を行うことがありますが、長期の過剰な脂肪制限は低栄養となるため、注意が必要です。以前は一律に脂肪を控えることを推奨していましたが、現状では症状がなければ脂肪の過剰摂取を避ければ問題ないとされています（目安として1日あたり40〜60g）。なお、基本的に動物性脂肪の過剰摂取は避けるべきですが、湯引きなどの調理法の工夫や、植物性脂肪や魚類からの適量の脂肪の摂取は可能です。

非代償期になると膵液の作用が低下し、消化不良の症状（軟便など）が出現します。このため、栄養素を吸収できず、栄養状態が悪化する可能性があります。とくに脂肪の消化吸収が減少するため、必須脂肪酸や脂溶性ビタミン（ビタミン A、D、E、K）の吸収も低下し、病状に応じて補充が必要となります。さらに、非代償期では血糖値の調節が不十分となり、糖尿病を発症しやすくなります。慢性膵炎になると、膵臓から分泌されるインスリンの作用が低下し、血糖値が上昇します。また、低血糖の際に血糖値を上げるホルモン（グルカゴン）の作用も低下するため、低血糖の遷延にも注意が必要です。糖尿病に対してエネルギー制限を行う際には、痩せの患者の体重減少に注意してください。通常、1日あたり「30〜35kcal×標準体重（kg）」は必要と考えられます。

食事療法のなかで、脂肪をほとんど含まない栄養補助食品を併用することも、膵臓への負担を避けつつ摂取エネルギーを補い、栄養バランスをととのえるために有用と考えられます。

◀ 引用・参考文献

1) 池田均編. "生化学検査". 診断に直結する検査値の読み方事典. 中原一彦監修. 東京, 総合医学社, 2014, 37-8.
2) 一般財団法人日本消化器病学会編. "適正カロリーと食事内容の指導は慢性膵炎の治療に有効か？". 慢性膵炎診療ガイドライン2015. 改訂第2版. 東京, 南江堂, 2015, 98-9.
3) 一般財団法人日本消化器病学会編. "禁酒・食事指導は膵性糖尿病の治療に有効か？". 前掲書2), 107-8.
4) 馬場忠雄ほか編. "膵炎（急性・慢性）". 新臨床栄養学. 第2版. 東京, 医学書院, 2012, 609-15.
5) 黒川清ほか編. "生化学検査". 臨床検査データブック 2019-2020. 高久史麿監修. 東京, 医学書院, 2019, 135-6.

24 リパーゼ（LIP）

東京医科大学腎臓内科学分野　きむら・ゆうた　**木村祐太**　　東京医科大学腎臓内科学分野准教授　ながおか・ゆめ　**長岡由女**

検査からわかること

リパーゼ（LIP）は消化酵素の一つです。膵臓でつくられた後に膵管を経て十二指腸で分泌され、中性脂肪（トリグリセリド）を脂肪酸とグリセリンに分解します。その後、血液中に吸収され、腎臓で濾過され、尿細管で再吸収・代謝され、尿中にはほとんど排出されません。つまり、リパーゼの値が高い場合は、膵臓の細胞の破壊、膵管の狭窄・閉塞など、十二指腸までの経路の異常や腎機能障害が生じている可能性を示します。リパーゼの値が低い場合は、膵臓の分泌機能が低下している可能性を示します。

基準値と異常値

36～161IU/L（比濁法）、12～51U/L（カラーレート法）、13～49U/L（リパーゼカラー法）が正常とされています。

急性膵炎では激しい腹痛とともにリパーゼが基準値の４～５倍となります。慢性膵炎、膵臓がん、膵嚢胞でも上昇しますが、その値は基準値の２～３倍程度にとどまります。急性膵炎を生じた際のリパーゼは、アミラーゼのような１～２週間の一時的な上昇ではなく、さらに長い期間にわたって高値が持続することが特徴で

す。急性膵炎発症後24時間以降は、リパーゼのほうがアミラーゼより感度が高いといわれています。

検査値の見方

リパーゼが高くなる原因として、膵臓の細胞の破壊、膵管の狭窄・閉塞による膵液のうっ滞、腎機能障害などが考えられます。具体的な疾患としては、急性膵炎、慢性膵炎の急性増悪、膵臓がん、膵嚢胞などの膵疾患および腎不全があげられます。

リパーゼの上昇の程度と膵炎の重症度がかならずしも相関しない点に注意が必要です。膵炎により広範囲で膵臓が壊死した場合は、病変の拡大に伴って膵臓の分泌機能が低下するため、リパーゼが低下するといわれています。

膵炎の原因には大きく分けて、胆石性、アルコール性、自己免疫性がありますが、アルコール性膵炎ではリパーゼがアミラーゼよりも高値となりやすく、リパーゼ／アミラーゼ比が３以上の場合は、アルコール性膵炎の可能性が高いと考えられます。

高度の高中性脂肪血症の場合、見かけ上は低値となることがあります。脂質異常症（高脂血症）による急性膵炎において、リパーゼが上昇

していない場合があるため、注意が必要です。

血中リパーゼの異常低値を認めた場合は、膵外分泌機能低下の可能性があるため、トリプシンや膵ホスホリパーゼ A2 など、ほかの膵酵素の測定を行い、慢性膵炎の非代償期、膵がん（膵実質の広汎な破壊）などの検索を行います。

栄養管理と栄養指導

具体例として急性膵炎の栄養管理を説明します。

これまで、急性膵炎に対しては、おもに中心静脈栄養が用いられてきましたが、近年では、腸を用いることによる免疫力の向上や安全性・経済性の面から経腸栄養を第一選択とする考え方が広がってきています。しかし、重症急性膵炎では後腹膜から波及した炎症により、麻痺性イレウスを呈する症例が多く、経腸栄養そのものが施行困難な場合があります。このため、急性期では中心静脈栄養が適応となる場合が多くありますが、その製剤については、糖、アミノ酸、ビタミン、微量元素、電解質などをバランスよく配合したものが好ましく、必須アミノ酸であるバリン、ロイシン、イソロイシンなどの分岐鎖アミノ酸（BCAA）を多く含んだアミノ酸製剤が望ましいといえます。経腸栄養剤については、積極的に推奨される製剤は現在のところ存在せず、全身状態に合わせて検討します。

重症急性膵炎の発症早期では、膵およびその周囲の炎症により、炎症性物質が活性化され、全身性の炎症反応が生じます。これによりエネルギー代謝が亢進し、エネルギー消費量はHarris-Benedict の式にもとづいた基礎代謝量

の 1.5 倍程度となります。同時に蛋白異化も亢進し、アミノ酸が不足した状態となります。さらに、炎症により全身の血管透過性の亢進が生じるため、循環血漿量の減少および組織の浮腫が生じ、さまざまな臓器障害がひき起こされます。このような病態においては、厳密な水分管理が重要となります。

急性膵炎の回復期では、腹部症状・血液検査所見などから、膵および膵周囲の炎症が改善していることや、便通異常がないことを確認したうえで経口摂取を開始しています。また、経口摂取は水分から食事へと徐々に移行し、その間にも膵炎の再燃について十分に注意を払う必要があります。経口摂取開始後の膵炎の再燃を予知する指標としても、血清リパーゼの有用性は報告されています。

◢ 引用・参考文献

1) 下瀬川徹編. "膵疾患の検査". 新膵臓病学. 東京, 南江堂, 2017, 143-6.
2) 池田均編. "生化学検査". 診断に直結する検査値の読み方事典. 中原一彦監修. 東京, 総合医学社, 2014, 39.
3) 一般財団法人日本消化器病学会編. "適正カロリーと食事内容の指導は慢性膵炎の治療に有効か？". 慢性膵炎診療ガイドライン2015. 改訂第2版. 2015, 98-9.
4) 一般財団法人日本消化器病学会編. "禁酒・食事指導は膵性糖尿病の治療に有効か？". 前掲書3), 107-8.
5) 馬場忠雄ほか編. "膵炎（急性・慢性）". 新臨床栄養学. 第2版. 東京, 医学書院, 2012, 609-15.
6) 東口髙志編. "重症急性膵炎の栄養管理". 疾患・病態別の栄養管理：理論と実践. 大阪, 医薬ジャーナル社, 2008, 441-50.
7) 黒川清ほか編. "生化学検査". 臨床検査データブック 2019-2020. 高久史麿監修. 東京, 医学書院, 2019, 171-2.

25 ナトリウム（Na）／クロール（Cl）

東京医科大学腎臓内科学分野 **永井麻梨恵**（ながい・まりえ）

東京医科大学腎臓内科学分野助教 **知名理絵子**（ちな・りえこ）

検査からわかること

　ナトリウム（Na）は、おもに細胞外液に分布する陽イオンであり、体内の水分のバランスや血圧の維持などにかかわっています。ナトリウムは食塩の指標と思われがちですが、食塩ではなく水分の出入りを反映する指標です。一方、クロール（Cl）は、細胞外液のなかにもっとも多く存在している陰イオンであり、ナトリウム濃度の変化に並行して変動し、体内の水分バランスや酸塩基平衡の調節などにかかわっています。

基準値と異常値

ナトリウム

高ナトリウム血症	≧ 146mEq/L
基準値	135 〜 145mEq/L
低ナトリウム血症	≦ 134mEq/L

クロール

高クロール血症	≧ 109mEq/L
基準値	98 〜 108mEq/L
低クロール血症	< 98mEq/L

検査値の見方

高ナトリウム血症

　高ナトリウム血症は、血清ナトリウム濃度が146mEq/L 以上の状態です。通常は、血清ナトリウム濃度が上昇傾向になると、それに応じて口渇感を知覚し、飲水し、腎臓で水分（自由水）をより多く再吸収することによって水分欠乏に対応することができるため、高ナトリウム血症になることは少ないです。高ナトリウム血症を認めたら、その背景には、口渇感を適切に感じられない状態や口渇に応じて自由に飲水できない状態、または尿濃縮に異常が存在する状態が考えられます。高齢者や意識障害のある患者、病気により飲水行動が自由にとれない患者では、高ナトリウム血症の発症に注意が必要です。腎臓での自由水の再吸収を促す抗利尿ホルモン（ADH）の分泌や作用に異常があり、尿濃縮が行えない尿崩症でも高ナトリウム血症を来すことがあります。

　高ナトリウム血症では、細胞内から細胞外（血管内）に水分が引き込まれるため、細胞内脱水の状態になります。とくに脳細胞が細胞内脱水によって萎縮すると、全身倦怠感や脱力を起こし、高ナトリウム血症が高度（Na ＞160mEq/L）になると、意識障害やけいれんな

どの神経症状や脳出血などの出現がみられるので、早急な対応が必要となります。

低ナトリウム血症

低ナトリウム血症は、血清ナトリウム濃度が134mEq/L以下の状態です。低ナトリウム血症を来すおもな機序として、水分過剰摂取、ナトリウムやカリウムの摂取不足、ADHの分泌過剰があげられます。ADHの分泌過剰が起こる理由には、血管内脱水や心不全、肝不全などの有効循環血漿量減少、甲状腺機能低下症、副腎不全、ADH不適合分泌症候群などがあります。いずれにしても、浸透圧物質としての溶質と水分のバランスにおいて、相対的に水分が過剰になることで低ナトリウム血症を発症します[1]。

低ナトリウム血症では、細胞外（血管内）から細胞内に水分が移動するため、細胞内はむくんだ状態となります。とくに脳細胞の浮腫が起こると、嘔気や全身倦怠感が出現し、進行すると意識障害やけいれんなどの神経症状を呈することがあります。

高クロール血症／低クロール血症

下痢による脱水やクロールを含む点滴の過剰投与、尿細管性アシドーシスなどで、高クロール血症が現れることがあります。また、嘔吐や吸引による胃酸の喪失、利尿薬で、低クロール血症になることがあります。

栄養管理と栄養指導

高血圧症、心疾患、糖尿病、腎臓病、脳血管疾患では、食塩制限（6g/日未満）が必要であり、食塩コントロールが食事管理の基本となります。しょうゆやソース、みそなどの調味料や

インスタント食品などの加工食品には食塩が多く含まれています。調理の際は計量スプーンなどを使い、調味料の回しがけを避けるように指導しましょう。外食時は食塩摂取が過剰になりがちなので、めん類は汁を残したり、単品料理や丼ものよりも定食を選ぶことで、食塩摂取を減らすことができます。コンビニエンスストアの弁当や惣菜、インスタント食品を購入するときは、栄養成分表示に記載されているナトリウム量（mg）を2.54倍すると食塩相当量（g）を計算できるので、活用するように指導しましょう[2～4]。

注意点として、ナトリウム制限を意識しすぎるあまり、極端な食塩制限を行うと、ナトリウム不足になってしまうことがあります。食事記録や蓄尿検査により、食塩摂取量を把握したり、低ナトリウム血症を疑う症状（嘔気、全身倦怠感など）がないかを確認し、過度な食塩制限になっていないかを確認・把握することが大切です[5]。

引用・参考文献

1) 柴垣有吾."水バランス調節系の異常（低ナトリウム血症、高ナトリウム血症）".より理解を深める！体液電解質異常と輸液.改訂3版.東京,中外医学社,49-53.
2) 上嶋章子.計量の重要性.透析ケア.24(9),2018,794-7.
3) 奥田絵美.こうすれば減塩できる！コンビニ編.前掲書2),798-800.
4) 本田友里恵.こうすれば減塩できる！外食編.前掲書2),2018,801-3.
5) 足立香代子."Na（血清ナトリウム）・Cl（血清クロール）".検査値に基づいた栄養指導.新改訂版.東京,チーム医療,2010,112-6.

26 カリウム (K)

東京医科大学腎臓内科学分野　**永井麻梨恵**（ながい・まりえ）　　東京医科大学腎臓内科学分野助教　**知名理絵子**（ちな・りえこ）

検査からわかること

カリウム（K）は、細胞内浸透圧の維持や、酸塩基平衡（酸性と塩基性のバランス）の調整、神経の興奮伝達による筋肉運動、心筋の収縮などに関与し、生命維持のうえで欠かせない役割を担っています。体内のカリウムは、約98％が細胞内に分布し、残り1〜2％が細胞外液（血漿と間質液）中に存在します。経口摂取したカリウムのほとんどは腎臓から尿として排泄されますが、一部は便や汗からも失われます。血液検査でのカリウムの値をみることによって、体内のカリウムの摂取と排泄のバランスや細胞内外のカリウムシフトの異常がわかります。

基準値と異常値

高カリウム血症	≧ 5.1mEq/L
基準値	3.5 〜 5.0mEq/L
低カリウム血症	< 3.5mEq/L

検査値の見方

高カリウム血症

高カリウム血症は、血清カリウム値が5.1mEq/L 以上である状態です。心臓の筋肉（心筋）を含め、筋肉の収縮には細胞内外のカリウムの濃度比が関係しています。カリウムが高くなりすぎると、筋肉の収縮が起こりにくくなり、手先や口唇の痺れや筋力低下、不整脈などを生じます。さらに7.0mEq/L 以上になると、心停止を起こす危険があります。

カリウムが上昇する原因としては、カリウムの摂取過剰、腎臓病や薬剤投与などによる体外排泄の減少、カリウムの細胞外への移動などがあります。

腎臓病の患者では、尿量低下に伴い、カリウムが尿から排泄される量が減り、高カリウム血症を来しやすくなります。血液透析を行っている患者では、透析条件によって程度の差はありますが、1回の透析でおよそ100mEq（3,900mg）のカリウムが除去されます。透析での除去能力を超えたカリウム摂取が続くと、高カリウム血症となるため、適切な指導が必要になります。

また、がん患者や摂取エネルギーが足りていない患者、糖尿病の患者でもカリウムが上昇しやすいので、注意が必要です。カリウムが高くなる薬剤には、血圧を下げる薬（レニン・アルドステロン系阻害薬やβ遮断薬の一部）や利尿薬（カリウム保持性利尿薬）などがあります。

低カリウム血症

低カリウム血症は、血清カリウム値が3.5mEq/L未満の状態です。カリウムが下がりすぎると、神経や筋肉が興奮しやすくなり、四肢麻痺や呼吸筋麻痺、不整脈などが生じる可能性があるため、緊急対応が必要になります。

カリウムが低下する原因としては、摂取量の低下、下痢や嘔吐の継続、利尿薬による体外排泄量の増加、アルカローシスに伴うカリウムの細胞内への移動などがあります。

低カリウム血症は低栄養の指標にもなっており[1]、低栄養が続くとサルコペニアやフレイルの原因、ADLの低下につながります。とくに高齢者においては食事摂取量の不足が問題となるケースが多いです。また、血圧に関連するホルモン（アルドステロン）の異常や漢方薬により血圧が上がり、カリウムが低下することもあります。

栄養指導と栄養管理

カリウムを多く含む代表的な食べもの／飲みものとしては、バナナやメロン、アボカド、キウイフルーツなどのくだものやほうれんそう、こまつな、かぼちゃなどの野菜、いも、ナッツ、豆類、これらを原料としたジュースやスムージーなどがあります。

日本腎臓学会の『慢性腎臓病に対する食事療法基準2014年版』では、CKDステージG3b以上の患者では2,000mg/日以下、ステージG4～G5の患者では1,500mg/日以下を目安に制限するよう推奨されています[2]。また、日本透析医学会の「慢性透析患者の食事療法基準」では、透析患者については2,000mg/日以下を目安としています[3]。

カリウム制限が必要な患者は、カリウム含有量が多い食品をまったく摂取できないわけではなく、摂取量を調節したり、調理の工夫をすることで摂取することができます。カリウムのほとんどは細胞内に存在するため、食材を生ではなく、小さく切って細胞を壊し、ゆでこぼしたり流水にさらすなどの下処理を行うと、カリウムの量を少し減らすことができます。

一方、カリウム値が低い患者では、野菜やくだものの摂取だけでなく、肉類や魚類など、たんぱく質を含む食品も合わせて食事の全体量を増やすことが大切です[4]。

引用・参考文献

1) 日本静脈経腸栄養学会編."ODAと生化学的指標"静脈経腸栄養ハンドブック.東京,南江堂,2011,121-2.
2) 日本腎臓学会編.慢性腎臓病に対する食事療法基準2014年版.日本腎臓学会誌.56（5）,2014,568-9.
3) 日本透析医学会学術委員ガイドライン作成小委員会栄養問題検討ワーキンググループ.慢性透析患者の食事療法基準.日本透析医学会雑誌.47（5）,2014,287-91.
4) 大里寿江.カリウム値が低すぎてもよくないと聞きました.どうして？透析ケア.22（1）,2016,58.

27 カルシウム（Ca）

東京医科大学腎臓内科学分野准教授　ながおか・ゆめ　**長岡由女**

検査からわかること

　カルシウム（Ca）は、体内でおもに骨や歯を形成しているミネラルです。食事から摂取したカルシウムは腸管から吸収され、体内で利用された後に腎から排泄されます。血中のカルシウム濃度を調節しているのは、おもに副甲状腺ホルモン（PTH）と1.25-(OH)₂ビタミンD（活性型ビタミンD）です。したがって、検査結果から摂取量の過不足とともに副甲状腺の疾患、ビタミンDの過剰状態や不足、腎臓機能の異常、骨の疾患などが疑われます。

基準値と異常値

　血清カルシウム濃度の正常値は8.6〜10.0mg/dL、血清遊離カルシウム（イオン化カルシウム）の正常値は4.5〜5.6mg/dLです。血液中で、カルシウムの約50％がアルブミンを中心とした蛋白質と結合して存在しています。残りの50％は遊離カルシウム（イオン化カルシウム）として存在しており、体内で筋肉や細胞の活動に作用するのは遊離カルシウムです。低アルブミン血症が存在するとき、総カルシウム濃度が低下していても、遊離カルシウムが正常濃度であれば、体内で問題となる症状をひき起こすことはありません。したがって、血清アルブミンが4.0g/dL以下の場合には補正カルシウムを算出して評価します。PTHと活性型ビタミンDは、カルシウムとともにリンの調節を行っているため、カルシウムの異常を認めた場合はリンも測定してあわせて評価することで病態の解明につながります。

● 補正Ca濃度（mg/dL）
　＝実測したCa濃度（mg/dL）＋［（4 − 血清Alb濃度（g/dL）］

Ca（mg/dL）	原因となるおもな病態
8.5 以下	副甲状腺機能低下症、副甲状腺摘出術後、ビタミンD欠乏、慢性腎不全、薬剤性など
10.1 以上	副甲状腺機能亢進症、ビタミンD過剰、悪性腫瘍（骨転移、PTHrP産生腫瘍）など

検査値の見方

　PTHは骨吸収を促進し、血中カルシウム濃度を上昇させます。また、腎臓でのカルシウム再吸収を増加させ、ビタミンDの活性化を促進し、血中カルシウム濃度を高くするように作用します。活性型ビタミンDは腸管からのカルシウムの吸収を増加させます。

低カルシウム血症を示す病態として、副甲状腺機能低下症や副甲状腺摘出術後が考えられます。ビタミンDの活性化には日光暴露が必要ですが、さまざまな理由から日光暴露が不足すると低カルシウム血症となり、くる病を発症します。また、ビタミンDは腎臓で活性化されるため、慢性腎不全となった場合にもビタミンDの欠乏からカルシウムは低下します。薬剤では骨粗鬆症や抗悪性腫瘍薬として用いられるビスホスホネートやデノスマブによって低カルシウム血症がみられるため、注意が必要です。低カルシウム血症によって、おもに筋症状（テタニーや痺れ）が出現します。

高カルシウム血症を呈する病態として、副甲状腺機能亢進症やビタミンD過剰状態が考えられます。外因性にビタミンD製剤を不適切に過剰投与されている場合と、内因性にビタミンD産生が亢進している病態があります。サルコイドーシスや結核などの肉芽腫性疾患では活性型ビタミンDが産生されます。悪性腫瘍では、腫瘍が広範囲に骨に転移し、浸潤している場合に高カルシウム血症を呈します。また、悪性腫瘍から副甲状腺ホルモン関連蛋白（PTHrP）が産生されるPTHrP産生腫瘍では、PTHと同様の作用を発揮し、カルシウムが上昇します。高カルシウム血症の症状は、全身倦怠感や消化器症状、多尿などがみられます。

栄養管理と栄養指導

カルシウムは食事から摂取され、その30％程度が小腸から体内に吸収されます。食事から吸収されるカルシウムが減少すると、PTHの作用により骨吸収が増加し、カルシウムが骨から供給されて血中カルシウム濃度は維持されます。したがって、摂取カルシウム不足が持続すると、血中カルシウム濃度は正常を維持し、骨粗鬆症が進行します。「日本人の食事摂取基準2020年版」では、1日カルシウム摂取推奨量は成人男性750〜800mg、成人女性650mg、耐容上限量は男女とも2,500mgとなっています[1]。カルシウムと、その吸収を促進するビタミンDや骨形成に作用するビタミンKを一緒に摂取することが、骨粗鬆症の治療や予防には効果的です。さらに日本人では、食塩摂取量が過剰になりやすく、ナトリウム摂取量が過剰となると尿中カルシウム排泄量が増加するため、食塩の摂取量の抑制も大切です。

● **カルシウムを多く含む食品**：牛乳・乳製品、小魚、緑黄色野菜、大豆・大豆製品など。

● **ビタミンDを多く含む食品**：魚類、きのこ類など。

● **ビタミンKを多く含む食品**：納豆、緑色野菜など。

◢ 引用・参考文献 ◣

1) 厚生労働省.「日本人の食事摂取基準（2020年版）」策定検討会報告書.（https://www.mhlw.go.jp/stf/newpage_08517.html, 2020年2月閲覧）.
2) 三橋知明編. "電解質・浸透圧". 臨床検査ガイド2015年改訂版：これだけは必要な検査のすすめかた・データのよみかた. 東京, 文光堂, 2015, 176-9.
3) 黒川清ほか編. "電解質・金属". 臨床検査データブック2019-2020. 高久史麿監修. 東京, 医学書院, 2019, 192-3.
4) 日本病態栄養学会編. 病態栄養認定管理栄養士のための病態栄養ガイドブック. 改訂第6版. 東京, 南江堂, 2019, 208-15.

28 リン（Pi）

東京医科大学腎臓内科学分野　もりかわ・あつこ　**森川敦子**　　東京医科大学腎臓内科学分野講師　ながい・みほ　**長井美穂**

検査からわかること

リン（Pi）はヒトの十大元素の一つで、さまざまな生命活動にかかわり、必要不可欠です。細胞膜の構成成分であるほか、アデノシン三リン酸（ATP）を介したエネルギー運搬を行っています。遺伝子の構成成分でもあり、カルシウムとともに骨の主要な成分となり、骨を強く・かたくしています。体内には、約700g（体重の約1%）のリンが存在し、骨に600g（約85%）が蓄えられ、細胞内に100g、細胞外にはわずか体内リンの0.1%が存在しています。細胞外には70%が有機リンとして、30%が無機リンとして存在しています。血清リン濃度は、細胞外液中のわずかな無機リンを測定しています（図）。血清リンが低値であれば、摂取不足、細胞内や骨へのリンの移動、腎臓での再吸収低下や排泄亢進、腸管での吸収不良や排泄亢進が疑われます。血清リンが高値であれば、過剰摂取、細胞外へのリンの移動、腎臓での再吸収増加や排泄低下、腸管での吸収増加が疑われます。

基準値と異常値

血清リン濃度の基準値は2.5〜4.5mg/dLです。血清を用いて比色法で検査します。2.5mg/dL以下で低リン血症、4.6mg/dL以上で高リン血症と定義されています。なお、慢性腎臓病（CKD）の患者では、腎機能の低下から血清リン濃度は高めで推移することも多く、日本透析医学会の「慢性腎臓病に伴う骨・ミネラル代謝異常の診療ガイドライン」では、血清リン濃度は3.5〜6.0mg/dLが管理目標とされています[1]。

検査値の見方

低リン血症

●原因・症状

低リン血症の原因は**表1**のとおりです。低リン血症が続くと、細胞機能が低下し、全身の神経や心臓、筋や骨格などの異常を来します。具体的には、昏睡やけいれんなどの神経症状、不整脈や心不全、呼吸筋の低下、貧血、脱力、筋痛、骨軟化などをひき起こします。

●治療

原因に対する治療と、経口や点滴によるリンの補充を行います。

高リン血症

●原因・症状

高リン血症の原因は**表2**のとおりです。典型的な症状はありませんが、長期間続くと動脈硬

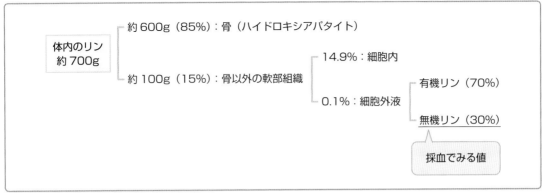

図 ▶ 体内でのリンの分布

表 1 ▶ 低リン血症の原因

原因	具体的な例
摂取不足	絶食、飢餓、リンの入っていない点滴の長期投与
腸管での吸収不良や排泄亢進	吸収不良症候群、消化管の術後、慢性アルコール依存症
腎での排泄亢進や再吸収低下	腎尿細管障害、副甲状腺機能亢進症、ビタミン D 欠乏症、低マグネシウム血症や低カリウム血症などの電解質異常、利尿薬の内服、クッシング症候群や甲状腺機能低下症などのホルモン異常
バランス異常	リフィーディング症候群＊：細胞内に移動 、副甲状腺摘出術後：骨内に移動、急性アルコール中毒、糖尿病性ケトアシドーシス、重度熱傷

＊リフィーディング症候群は、さまざまな原因による栄養不良や飢餓の状態が続いた後に、通常の食事（もしくは点滴や経管栄養）を再開すると、細胞内外のバランスがくずれ、急激な低リン血症、低カリウム血症、低マグネシウム血症を起こし、死亡してしまう可能性もある。絶食期間が長い方、高齢者、神経性食思不振症などの方で、食事の再開時には緩徐なエネルギーアップが大切。

表 2 ▶ 高リン血症の原因

原因	具体的な例
摂取過剰	（とくに腎機能低下例での）リンを多く含む食品の過剰摂取
腸管での吸収増加	ビタミン D 過剰
腎での排泄低下	腎不全（とくに透析患者）、副甲状腺機能低下症、脱水、ビスホスホネート製剤の内服、巨人症、末端肥大症
バランス異常	溶血、腫瘍崩壊症候群、横紋筋融解症、乳酸、ケトアシドーシス、高血糖

化や臓器石灰化、骨粗鬆症が進行し、心血管系死亡の大きなリスクファクターになります。

●治療

原因に対する治療が基本です。腎不全が原因の場合には治療することはできないため、リンを減らした食事（低リン食）と経口リン吸着薬の投与を行います。

表3 ▶ 体内でのリンの吸収率

植物性食品	20～40%
動物性食品	40～60%
人工添加物（加工食品も含む）	80～100%

栄養管理と栄養指導

「日本人の食事摂取基準（2020年版）」での目安量は、成人男性で1,000mg/日、成人女性で800mg/日です。耐容上限量は3,000mg/日です。たんぱく質の多い食品にはリンも多く含まれています（リンの目安：たんぱく質（g）×15mg/日）。食品によって体内でのリンの吸収率が異なります（表3）。人工添加物に含まれるリンは吸収率が高く、摂取量が少量でも高リン血症になりやすいため、注意が必要です。

●含有量が多く、過剰摂取で高リン血症になりやすい食品

・乳製品（牛乳、ヨーグルト、チーズなど）
・卵（鶏卵、いくらなど）、レバーなどの内臓、魚の干ものや小魚
・雑穀類（ナッツなど）
・加工食品（ハム、ソーセージ、ベーコン、練りものなど）
・食品添加物（炭酸飲料、インスタントめん、コンビニ弁当など）

◀ 引用・参考文献 ▶

1) 日本透析医学会. 慢性腎臓病に伴う骨・ミネラル代謝異常の診療ガイドライン. 日本透析医学会雑誌. 45（4）, 2012, 301-56.
2) 厚生労働省.「日本人の食事摂取基準（2020年版）」策定検討会報告書.（https://www.mhlw.go.jp/stf/newpage_08517.html, 2020年2月閲覧）.
3) 柴垣有吾. より理解を深める！体液電解質異常と輸液. 改訂3版. 東京, 中外医学社, 2007, 192-200.
4) 黒川清ほか編. "生化学検査". 臨床検査データブック 2019-2020. 高久史麿監修. 東京, 医学書院, 2019, 200-1.

MEMO

29 マグネシウム（Mg）

東京医科大学腎臓内科学分野　森川敦子（もりかわ・あつこ）　東京医科大学腎臓内科学分野講師　長井美穂（ながい・みほ）

検査からわかること

　マグネシウム（Mg）は、カルシウム、カリウム、ナトリウムに次いで、体内で4番目に多い陽イオンで、細胞内陽イオンとしてはカリウムに次いで2番目に多いイオンです。リンやカルシウムとともに骨を形成したり、多くの酵素反応系のアクチベーターとして、体内の代謝を助けたり、カルシウムと協働して神経・筋の興奮に重要な役割を果たしています。血清マグネシウム濃度の基準値は狭い範囲に保たれています。

　体内には25gのマグネシウムが存在します。その大部分が骨および軟部組織に存在し、細胞外液中のマグネシウムは1%（250mg）とわずかです。血清マグネシウム濃度は、このわずかな細胞外液中のマグネシウムを採血で測定しています。そのため、血清マグネシウム濃度が基準値内であっても、体内のマグネシウム量を正確には反映していない場合もあります。

基準値と異常値

　血清マグネシウム濃度の基準値は1.8〜2.8mg/dLで、血清を用いて比色法または原子吸光法で検査し、マグネシウム欠乏症または過剰症の診断に用いられます。1.7mg/dL以下で低マグネシウム血症、2.9mg/dL以上で高マグネシウム血症と定義されています。

検査値の見方

低マグネシウム血症

●原因・症状

　低マグネシウム血症の原因は表のとおりです。症状は食欲低下、筋力低下、テタニーなどがみられます。高度になると、心電図変化、トルサード・ド・ポワント（torsades de pointes；TdP）を含む不整脈、けいれん、昏睡などを呈します。

●治療

　低マグネシウム血症が軽度である場合には、マグネシウム含有食品の摂取を指導し、原疾患の治療を行い、経過観察する場合もあります。それでも改善のないときには、酸化マグネシウムの経口投与を検討します。高度の低マグネシウム血症（< 1.2mg/dL）で症状がある場合には、点滴による硫酸マグネシウムの補充を行います。

高マグネシウム血症

●原因・症状

　腎機能低下、マグネシウム含有薬の服用（と

表 ▶ 低マグネシウム血症の原因

原因	具体的な例
摂取不足	絶食、低栄養、マグネシウムなしの点滴の長期投与
腸管での吸収不良や排泄亢進	慢性下痢、吸収不良症候群、脂肪便、急性膵炎、下剤乱用、アルコール依存症、短腸症候群（小腸切除後）
腎での排泄亢進	利尿薬、アルコール多飲、尿細管異常（バーター症候群、ギッテルマン症候群）、薬剤（アミノグリコシド、シクロスポリンなど）、副甲状腺機能亢進症、原発性アルドステロン症
バランス異常	副甲状腺摘出術後（飢餓骨症候群）、高血糖

くに中等度以上の腎機能低下時〔eGFR 30mL/分以下〕にマグネシウム含有の制酸薬や下剤を内服していると起こり得る）、副腎不全、リチウム服用、カリウム保持性利尿薬の服用、ミルク・アルカリ症候群などがあります。

早期には悪心・嘔吐などの消化器症状、筋力低下、深部腱反射の低下などを呈し、傾眠傾向や意識障害、徐脈や血圧低下がみられ、重篤な症例では呼吸抑制のほか、完全房室ブロックなどの不整脈や心停止となる可能性があります。

●治療

腎機能正常例では、食事指導や原因薬剤の中止などで自然に軽快することがほとんどです。腎機能低下例などで、重篤な症例である場合には血液透析を行います。生理食塩液の輸液にループ利尿薬を併用することもありますが、房室ブロックなどの不整脈出現時には、グルコン酸カルシウムをゆっくりと静注で投与します。

栄養管理と栄養指導

「日本人の食事摂取基準（2020年版）」の推奨量は成人男性で340〜370mg/日、成人女性で270〜290mg/日です。妊婦では40mg/日の付加が推奨されています。緑色野菜、くだもの、海藻類、穀物、種実類、豆類、魚介類、乳製品などの食品には、マグネシウムが多く含まれています。原因疾患の治療とあわせて食事指導も重要となります。そのほか、マグネシウム配合の制酸薬（マーロックス®、マーレッジ、マルファ®など）、マグネシウム含有の塩類下剤（マグミット®、酸化マグネシウム）などの内服に加え、マグネシウム含有のサプリメントなどの摂取歴の聴取も大切です。

┤ 引用・参考文献 ├

1) 厚生労働省.「日本人の食事摂取基準（2020年版）」策定検討会報告書.（https://www.mhlw.go.jp/stf/newpage_08517.html, 2020年2月閲覧）.

2) 蒲地正幸ほか. マグネシウムの異常：マグネシウムの欠乏とさまざまな疾患・病態に対するマグネシウム製剤の使い方. INTENSIVIST. 7 (3), 2015, 537-44.

3) 柴垣有吾. より理解を深める！体液電解質異常と輸液. 改訂3版. 東京, 中外医学社, 2007, 201-8.

4) 黒川清ほか編. "生化学検査". 臨床検査データブック2019-2020. 高久史麿監修. 東京, 医学書院, 2019, 197-8.

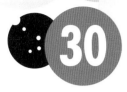

30 亜鉛（Zn）

東京医科大学腎臓内科学分野 もりかわ・あつこ **森川敦子** 東京医科大学腎臓内科学分野講師 ながい・みほ **長井美穂**

検査からわかること

亜鉛（Zn）は、鉄に次いで体内で2番目に多い必須微量元素（ミネラル）であり、体内で蛋白・脂質代謝、核酸代謝や遺伝子転写などにかかわるさまざまな酵素の活性化に必要です。食事中の亜鉛はおもに十二指腸、空腸で吸収され、吸収率は20～40%程度です。腸管から吸収された亜鉛は血中に入り、アルブミンと結合して全身に運ばれます。体内に1.5～3g程度存在し、筋肉に60%、骨に20～30%、皮膚や毛髪に8%、肝臓5%、消化管・膵臓2.8%、脾臓に1.6%分布しています。そのほかの臓器の亜鉛量は1%以下です。血液中の亜鉛は、約80%は赤血球、約3%が血小板と白血球に存在し、残りが血漿中に存在します。亜鉛欠乏症というのは、血清亜鉛値を測定し、低値であることと、亜鉛欠乏の臨床症状がある場合に診断されます。

基準値と異常値

血清亜鉛の基準値は80～130μg/dLです。患者の血清を用いて、比色法で検査し、2～4日程度で検査結果が報告されます。測定時刻による変動（午前が高く、午後が低い）があるため、早朝空腹時の測定が望ましいとされています。

また、血清亜鉛値60μg/dL未満が亜鉛欠乏症、60～80μg/dL未満が潜在性亜鉛欠乏症と定義され、臨床的に問題となるのは高値の場合よりも低値の場合です。

検査値の見方

低亜鉛血症

●原因・症状

低亜鉛血症の原因は表のとおりです。亜鉛の欠乏によって全身の蛋白合成が低下します。蛋白合成が盛んな細胞や臓器のほうがより障害されやすく、さまざまな症状が出現します。症状としては、皮膚炎（口や眼瞼縁、鼻孔、外陰部、爪周囲が特徴的）、口内炎、脱毛、味覚異常、食欲低下、発達障害、性腺機能不全、不妊症、褥瘡（難治性）、易感染症、貧血などが生じます。そのほかの検査異常として、血清アルカリホスファターゼ（ALP）低値を合併することがあります。

●治療

亜鉛の含有量が多い食事を積極的に摂取するようにすすめますが、食事療法単独では改善しない場合も多く、内服での補充療法を行います。亜鉛の食事療法に加え、医薬品では酢酸亜

表 ▶ 低亜鉛血症の原因

原因	具体的な例
摂取不足	低栄養、高齢者、亜鉛の入っていない点滴の長期投与、低亜鉛母乳栄養（乳児期早期に発症）、低亜鉛食（菜食主義者などの低動物性たんぱく質食）
腸管や肝臓での吸収不良	慢性肝障害（慢性肝炎、肝硬変）、炎症性腸疾患、短腸症候群、フィチン酸・食物繊維の摂取過剰（亜鉛吸収を阻害するため）
腎での排泄亢進	糖尿病、腎疾患、血液透析、溶血性貧血、キレート作用のある薬剤の長期服用
需要の増加	妊娠
そのほか	過度のスポーツ

鉛水和物製剤（ノベルジン®）があり、食品と比べて効率的に亜鉛を補充することができます。そのほか、胃潰瘍治療薬であるポラプレジンク（プロマック®）や市販のサプリメントでも亜鉛が含まれているものがあります。

栄養管理と栄養指導

「日本人の食事摂取基準（2020年版）」の推奨量は、成人男性で10～11mg/日、女性で8mg/日とされています。妊婦・授乳婦ではそれぞれ2mg/日・4mg/日を追加します。食品には、貝類や肉類、豆類などに比較的多く含まれています。亜鉛は一緒に摂取する食品で吸収を妨げたり、促進することがあります。種子や米ぬか、小麦などの穀類、豆類などの植物由来の食品に多く含まれるフィチン酸は、亜鉛の吸収を阻害します。カルシウム、乳製品、食物繊維、コーヒー、オレンジジュースなども亜鉛の吸収を妨げます。一方、肉類や魚類に多く含まれる動物性たんぱく質（ヒスチジン、グルタミンなどのアミノ酸）、クエン酸、ビタミンCなどは亜鉛の吸収を促進します。

さらに、亜鉛を多く含む食品の摂取において、とくに腎疾患や血液透析では、たんぱく質やリンの食事制限があり、注意が必要です。

◀ 引用・参考文献 ▶

1) 一般社団法人日本臨床栄養学会. 亜鉛欠乏症の診療指針2018. 日本臨床栄養学会雑誌. 40(2), 2018, 120-67.
2) 黒川清ほか編. "生化学検査". 臨床検査データブック2019-2020. 高久史麿監修. 東京, 医学書院, 2019, 201-2.
3) 厚生労働省. 「日本人の食事摂取基準（2020年版）」策定検討会報告書.（https://www.mhlw.go.jp/stf/newpage_08517.html, 2020年2月閲覧）.

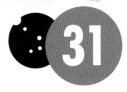

31 鉄（Fe）／総鉄結合能（TIBC）

東京医科大学腎臓内科学分野　あらい・まさひろ **荒井誠大**　東京医科大学腎臓内科学分野准教授　ながおか・ゆめ **長岡由女**

検査からわかること

　体内における鉄は、ヘモグロビン（58ページ）の材料として重要です。健常人の体内に存在する鉄の量は約3～4gであり、ヘモグロビン鉄や貯蔵鉄として図のように分布しています。健常人において、鉄は1日の食事中に平均20mg含まれており、そのうち約1mgが十二指腸（一部は空腸上部）から吸収されます。これにより、消化管や皮膚の上皮細胞の脱落による鉄分の喪失（約1mg/日）を補っています。血清鉄（Fe）は、血管内で鉄運搬能を有する蛋白であるトランスフェリンと結合し、運搬されます。鉄と結合していないトランスフェリンも存在しており、これを不飽和鉄結合能（UIBC）といいます。鉄結合トランスフェリンと不飽和鉄結合能を合わせると総トランスフェリンとなり、これを総鉄結合能（TIBC）といいます。血清鉄とUIBC、TIBCを測定すると、体内における鉄代謝・鉄動態（欠乏や過剰、利用障害など）の指標になります。

基準値と異常値

　血清鉄や総鉄結合能の評価は、貧血を認めたときに血液検査で行います。

	男性	女性
血清鉄[*1]（μg/dL）	64～187	40～162
TIBC[*1]（μg/dL）	253～365	246～410
UIBC[*1]（μg/dL）	104～259	108～325
血清フェリチン[*2]（ng/mL）	39.4～340	3.6～114

＊1 Nitroso-PSAP法、＊2 CLEIA法

検査値の見方

　鉄動態の異常は血清鉄だけでなく、TIBCやUIBC、貯蔵鉄を反映するフェリチンをあわせて評価します。血清鉄低値のもっとも頻度の高い疾患は鉄欠乏性貧血です。鉄は血中のヘモグロビンに含まれているため、慢性的な出血では体内の鉄が失われ、血清鉄低下をひき起こします。慢性的な出血として重要なのは月経と消化管出血です。そのほかに慢性疾患（炎症、感染、腫瘍など）によりフェリチンが上昇し、血清鉄が低下することがあります。

　体内に鉄が過剰蓄積すると、血清鉄が上昇することがあります。過剰蓄積の原因疾患として、頻回の輸血による鉄過剰症（ヘモクロマトーシス）や肝炎、血液疾患（再生不良性貧血）などが鑑別となります。現病歴や既往歴とあわせて鉄動態を総合的に判断することが重要です。

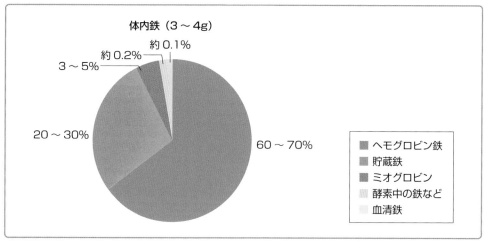

体内鉄（3〜4g）

約0.1%

約0.2%

3〜5%

20〜30%

60〜70%

- ■ ヘモグロビン鉄
- ■ 貯蔵鉄
- ■ ミオグロビン
- ▨ 酵素中の鉄など
- □ 血清鉄

図 ▶ 鉄の体内分布

栄養管理と栄養指導

鉄欠乏性貧血と診断された患者については、食事による鉄の補充が有効です。食事に含まれる鉄分はヘム鉄および非ヘム鉄の2種類に分類できます。ヘム鉄は牛肉やレバーなどの肉や魚に多く含まれ、非ヘム鉄はほうれんそうやひじき、納豆などの野菜・豆・いも類および卵や乳製品に含まれます。ヘム鉄は非ヘム鉄と比べて体内への吸収率が約5倍高いです。しかし、非ヘム鉄は良質なたんぱく質やビタミンCを多く含む食品と一緒に摂取することで吸収率が上がるといわれています。また、胃酸によっても吸収が促進されるため、食事の際によくかむことも重要です。コーヒーや紅茶、緑茶の大量摂取は、鉄の吸収を低下させてしまうので、避けたほうがよいでしょう。ダイエットや偏食も鉄欠乏の原因となり得るため、毎日の主食・副食を意識したバランスのよい食事をとることも大事です。

鉄過剰の診断となった患者では、基本的には原疾患の治療が優先されるため、食事制限は必要ありませんが、鉄を多く含む食物を過剰に摂取することは控えたほうがよいでしょう。

引用・参考文献

1) 黒川清ほか編. "生化学検査". 臨床検査データブック 2019-2020. 高久史麿監修. 東京, 医学書院, 2019, 123-5.
2) 医療情報科学研究所編. 血液. 第2版. 東京, メディックメディア, 2017, 18-25, （病気がみえる, 5）.
3) MedicalPractice編集委員会. "血液・凝固・線溶系検査". 臨床検査ガイド 2013〜2014：これだけは必要な検査のすすめかた・データのよみかた. 東京, 文光堂, 2013, 558-61.
4) 日本病態栄養学会編. 病態栄養認定管理栄養士のための病態栄養ガイドブック. 改訂第5版. 東京, 南江堂, 2016, 282-6.

第5章 血液生化学に関する検査

32 甲状腺機能（TSH／T₃／T₄）

東京医科大学腎臓内科学分野　あらい・まさひろ　荒井誠大　　東京医科大学腎臓内科学分野准教授　ながおか・ゆめ　長岡由女

検査からわかること

　甲状腺刺激ホルモン（TSH）は、脳の下垂体前葉から分泌され、甲状腺にある TSH 受容体と結合し、甲状腺ホルモンのトリヨードサイロニン（T₃）、サイロキシン（T₄）の産生と分泌を促進します（図）。甲状腺ホルモンは、全身の諸臓器に作用し、エネルギー産生やさまざまな代謝、循環器系のはたらきを活発化することに関与しています。また、小児の成長や発達にも重要な役割を果たしています。血中 T₃ 濃度および血中 T₄ 濃度は、甲状腺ホルモン不応症などの例外を除き、生体内におけるホルモン作用の強弱を反映します。この検査項目からは、甲状腺ホルモン（T₃、T₄）の分泌異常（過剰や低下）があるか、また、脳下垂体前葉から TSH が正常に分泌されているかがわかります。

基準値と異常値

　甲状腺機能の評価は血液検査で行います。甲状腺ホルモン（T₃、T₄）には、血漿中の蛋白と結合している蛋白結合型と、蛋白と結合していない遊離型（FT₃、FT₄）があります。蛋白結合型は細胞内に取り込まれないため、活性はありません。一方、遊離型は細胞内に取り込まれ、活性を示すため、甲状腺ホルモンの検査では、FT₃、FT₄ を直接測定するのが一般的です。また、T₃ は正常甲状腺からの分泌は少なく、約80％が末梢で T₄ から転換産生されるため、甲状腺機能自体の正確な把握には不向きです。そのため、甲状腺ホルモン調整の正常・異常を把握するには FT₄ ならびに TSH の値を評価することが重要となります。

基準値	FT₄	0.9 ～ 1.8ng/dL
	FT₃	2.0 ～ 4.0pg/mL
	TSH	0.523 ～ 4.19μU/mL（ECLIA 法）

※基準値・異常値は測定方法や施設によって異なるため、おおむねの目安。

検査値の見方

　FT₄ が高値の場合、甲状腺機能亢進症（甲状腺中毒症）が疑われます。代表的な疾患としてはバセドウ病ですが、そのほかにホルモン産生腫瘍（プランマー病）、甲状腺の炎症性疾患（亜急性甲状腺炎、無痛性甲状腺炎）などがあげられます。

　FT₄ の低値を認めた場合は、甲状腺機能低下症が疑われます。代表的な疾患は橋本病（慢性甲状腺炎）です。そのほかには、脳下垂体・視床下部疾患や甲状腺ホルモン不応症、甲状腺術

後や放射線療法後などの可能性が考えられます。

FT$_4$の高値・低値いずれの場合でも、TSHなどのホルモンを同時に測定し、病歴や身体所見をあわせて評価し、原疾患の確定に至ります。

栄養管理と栄養指導

甲状腺ホルモンは、食物に含まれているヨード（ヨウ素）を原料にしてつくられます。ヨードは海藻類に多く含まれ、とくにこんぶやひじきのなかに多く含まれます。成人のヨード必要量は130μg/日であるのに対し、こんぶ1食（約5g）あたりのヨード含有量は10〜15mgです。日本ではこんぶを多く摂取する食習慣があるので、ヨードが欠乏することはほとんどないといわれています。一方、過剰に摂取すると一時的に甲状腺ホルモン合成が低下すること（ウォルフ・チャイコフ効果）がありますが、自然に改善し、甲状腺機能低下症になることはありません。ただし、橋本病（慢性甲状腺炎）の場合、ヨードの過剰摂取により一時的に甲状腺機能低下を来すことがあります。そのため、甲状腺機能低下症の患者をみた際はすぐに補充療法を開始するのではなく、ヨードの過剰摂取がないかどうかを確認する必要があります。

甲状腺機能亢進状態の場合は代謝が亢進しているため、高エネルギー（35〜40kcal/kg/日）で高たんぱく質食（1.2〜1.5g/kg/日）とし、ビタミン、ミネラルも十分に摂取させましょう。治療に伴い、基礎代謝も正常化するため、通常の食事に移行しましょう。バセドウ病におけるヨードの摂取量については、わが国のようなヨードを十分に摂取している地域においては

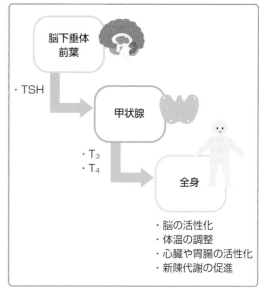

図 ▶ TSH・T$_3$・T$_4$の分泌と作用

制限する必要はないとされています（ヨード摂取欠乏地域ではヨードの過剰摂取によりヨード誘発性甲状腺機能亢進症を来すといわれている）。ただし、アイソトープ（放射性ヨウ素）検査の前などは、一時的にヨードを制限する必要があります。

◢ 引用・参考文献

1) 黒川清ほか編. "内分泌学的検査". 臨床検査データブック 2019-2020. 高久史麿監修. 東京, 医学書院, 2019, 269-70.
2) 医療情報科学研究所編. 糖尿病・代謝・内分泌. 第5版. 東京, メディックメディア, 2019, 214-7, （病気がみえる, 3）.
3) MedicalPractice編集委員会. "内分泌学的検査". 臨床検査ガイド 2013〜2014：これだけは必要な検査のすすめかた・データのよみかた. 東京, 文光堂, 2013, 390-7.
4) 日本病態栄養学会編. 病態栄養認定管理栄養士のための病態栄養ガイドブック. 改訂第5版. 東京, 南江堂, 2016, 289-90.

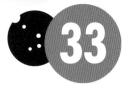

33 脳性ナトリウム利尿ペプチド（BNP）

東京医科大学腎臓内科学分野講師　長井美穂
ながい・みほ

検査からわかること

　ナトリウム利尿ペプチドは、体内に備わるホルモンで、心房性ナトリウム利尿ペプチド（ANP）、脳性ナトリウム利尿ペプチド（BNP）、C型ナトリウム利尿ペプチド（CNP）があり、心臓や血管、体液量の恒常性維持に重要な役割を担っています。BNPは、長時間心臓に負担がかかると、おもに心室から分泌されるホルモンで、血液中の濃度を調べることで、心不全や心肥大、心筋障害などの心臓病の早期発見が可能です。施設によってはBNPの代わりにNT-proBNP（脳性ナトリウム利尿ペプチド前駆体Nフラグメント）を測定します。心筋細胞に対するストレス（左室拡張期圧上昇、左室拡張期容積増大、左室肥大、壁運動異常、心筋虚血など）により、BNP前駆体のproBNPの生合成が亢進し、蛋白分解酵素により、生理活性のないNT-proBNP（1-76）とBNP（77-108）に分解され、循環血液中に放出されます。

基準値と異常値

　BNP（化学発光酵素免疫測定法〔CLEIA〕で測定）およびNT-proBNP（電気化学発光免疫測定法で測定）の基準値を図に示します[1]。心不全の重症度に応じて著明に変動します。BNPは血漿検体で測定し、NT-proBNPは血清での測定が可能です。また、血中半減期はBNPが20分で、NT-proBNPは120分です。NT-proBNPはほかの血清で測定する生化学検査と同時に測定でき、冷蔵や室温で安定するため、追加検体や保存検体での測定も可能です。

検査値の見方

　BNPが18.4～100pg/mLの軽度上昇では、うっ血性心不全（NYHA分類のI度、II度）、高血圧症、慢性腎不全、心筋症、心肥大などが示唆されます（表）[2]。BNPが100pg/mLの高度上昇では、うっ血性心不全（NYHA分類のIII度、IV度）、急性心筋梗塞の可能性が示唆されます。急性心筋梗塞例では、発症直後から急激に上昇し、24時間以内にピークに達します。また、血漿BNP濃度は治療による病態の改善により低下し、治療の効果指標としても重要な役割を担います。

栄養管理と栄養指導

　食塩摂取制限は、食事療法において重要です。食塩摂取と高血圧は強く関連し、長期に高

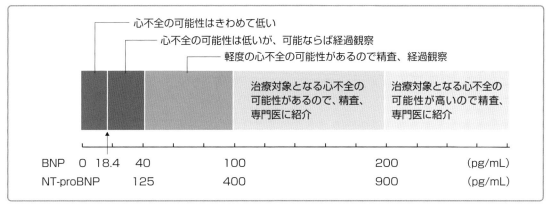

図 ▶ BNP、NT-proBNP 値の心不全診断へのカットオフ値（文献1より）

表 ▶ NYHA（New York Heart Association）心機能分類（文献2より改変）

I度	心疾患を有するが、そのために身体活動が制限されることがない患者。通常の活動では疲労・動悸・呼吸困難・狭心症状は来さない。	無症状 （坂道を走って登ると息切れ）
II度	身体活動に軽度から中等度の制限がある。安静時は無症状だが、通常の活動で症状を来す。	坂道を登ると息切れ
III度	身体活動に高度の制限がある。安静時は無症状だが、通常以下の活動で症状を来す。	平地を歩いていて息切れ
IV度	いかなる身体活動を行うにも制限がある。安静時であっても症状を来す。	安静にしていても時に息切れ

心不全の重症度を自覚症状からI〜IV度に分類したもの

血圧が持続することで、血管壁や心筋にストレスがかかり、心不全や心筋梗塞を含めた心血管イベントのリスクが増大します。また、食塩摂取過多により、体内に貯留する体液量が増加し、溢水になりやすくなり、うっ血性心不全に進展する可能性もあります。したがって、BNPの高い患者には、減塩および血圧コントロールの重要性を説明します。

　香辛料や香味野菜、くだものの酸味（こしょう・七味とうがらし・しょうが・かんきつ類）などを取り入れて、食塩を含む調味料を減らしたり、減塩調味料を使用するように指導します。また、めん類などは汁を残せば2〜3gの減塩が可能となります。外食や加工品、過食を控えて、適正体重を維持することも大切です。

◀ 引用・参考文献 ▶

1) 日本心不全学会. 血中BNPやNT-proBNP値を用いた心不全診療の留意点について.（http://www.asas.or.jp/jhfs/topics/bnp201300403.html, 2020年2月閲覧）.

2) Yancy, CW. et al. 2013 ACCF/AHA guideline for the management of heart failure : a report of the American College of Cardiology Foundation/American Heart Association Task Force on practice guidelines. Circulation. 128（16）, 2013, e240-327.

3) 黒川清ほか編. "生理活性". 臨床検査データブック 2019-2020. 高久史麿監修. 東京, 医学書院, 2019, 341-2.

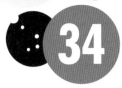

34 腫瘍マーカー（CA19-9）

東京医科大学腎臓内科学分野准教授　**長岡由女**
ながおか・ゆめ

検査からわかること

　CA19-9（糖鎖抗原19-9）は、モノクローナル抗体を用いて、シアリルルイスA抗原（シアリルLea抗原）を検出しています。この抗原は、膵管、胆嚢、胆管、胃、気管支、唾液腺、前立腺、結腸、直腸などに分布しています。正常では血液中に発現するのはごく少量ですが、膵がんや胆道がんでは、腫瘍内での発現量が増加し、血液中でも濃度が上昇します。胆石症や慢性膵炎などの良性膵胆道疾患などでも高値を呈することがあります。悪性腫瘍の早期には上昇しないため、がんの早期発見の目的で検査するには適切ではありません。しかし、がんの手術前に上昇していたものが摘出術後に低下し、経過観察で再び上昇した場合は、がんの再発や転移が疑われるため、積極的な画像検査が必要になります。また、切除不能ながんに対して抗がん薬を投与し、検査値が低下してきたら抗がん薬の効果があると判断できます。検査値が低下しなければ抗がん薬は無効であるため、早期に治療薬の変更を検討します。

基準値と異常値

　測定方法はCLEIA法（化学発光酵素免疫測定法）、正常値は37U/mL以下とされています。測定キットや測定条件の違いによって測定値に差がみられる場合がありますので、同一患者の経過観察には同一キットを使用する必要があります。他施設からの情報については、評価するときに注意してください。

CA19-9 （U/mL）	評価	可能性のある疾患・状態
＜2.5	低値	ルイス抗原陰性者
2.5～37	基準範囲内	
37～100	軽度高値	良性膵胆道疾患、良性婦人科疾患、慢性呼吸器疾患、悪性疾患（膵がん、胆道がん、消化器がん、卵巣がん、子宮体がん、肺がん）
＞100	異常高値	悪性腫瘍（膵がん、胆道がん、卵巣がん、進行消化管がん、進行肺がん）、良性疾患（胆石症、胆管炎、卵巣嚢腫、気管支嚢胞、気管支拡張症、溶連菌感染症）

検査値の見方

　CA19-9が予想外に低値の場合には、血液型の一つであるルイス式血液型（Lewis式血液型、Le式血液型）のLe抗原が陰性者である可能性

が高いといえます。日本人には5〜10%にみられます。膵がんや胆道がんが強く疑われるにもかかわらずCA19-9が低値である場合には、ほかの膵胆道系の腫瘍マーカーであるDUPAN-2を用います。

軽度高値を呈している場合には、良性疾患の頻度が高いです。50U/mL程度の軽度上昇でもっとも頻度が高いのは疾患ではなく「若年女性」です。100U/mLまでの場合、疾患としては、子宮内膜症、卵巣嚢腫、子宮筋腫、胆石症、膵嚢胞性疾患（IPMN）、慢性膵炎などが考えられます。100U/mL以上と高度に上昇していると、膵がんや胆道がん、卵巣がんなどの悪性腫瘍の頻度が高くなります。しかし、良性疾患でも閉塞性黄疸や胆管炎などでは、高値を呈しています。

悪性腫瘍が強く疑われたら、CT検査や超音波検査により原発臓器の検索が必要です。そのうえで細胞検査を行い、診断を確定していきます。ほかの腫瘍マーカーとの組み合わせによる検索も有用です。CA19-9は37U/mLをカットオフ値とした場合、胆・膵の悪性腫瘍においては80%の陽性率を示し、卵巣がんにおける陽性率は50%以下と報告されています。膵がんと消化器がんを疑った場合に測定されるCA19-9以外の腫瘍マーカーとしては、CEAが用いられます。膵胆道系の悪性腫瘍を疑ったら、DUPAN-2、Span-1、NCC-ST-439が用いられます。ただし、CA19-9とDUPAN-2とSpan-1は同じグループの糖鎖抗原を検出しており、検査結果によい相関が認められ、診断的意義は似ているため、同時に検査をするべきではないといえます。卵巣がんや子宮体がんが疑われたらCA125やCA602、子宮頸がんが疑われたらSCCなどが検査されます。

栄養管理と栄養指導

膵がんや胆道がんの切除術後の栄養管理を説明します。手術により脂肪の消化吸収に対して役割をもつ胆汁や膵液の分泌が減少していることが考えられます。その結果、脂肪分を多く摂取すると、消化不良から下痢を起こしやすくなります。そのため、一度にたくさん摂取することは避け、少量ずつ頻回に摂取するようにします。また、消化のよい食品を選び、脂肪分は動物性脂肪よりも植物性脂肪をとるようにします。胃液分泌を刺激する香辛料は控えめにします。膵臓の切除範囲が広い場合にはインスリン分泌が低下するため、血糖値の推移に注意しましょう。

◀ 引用・参考文献 ▶

1) 三橋知明編. "腫瘍マーカー". 臨床検査ガイド2015年改訂版：これだけは必要な検査のすすめかた・データのよみかた. 東京, 文光堂, 2015, 986-90.
2) 黒川清ほか編. "腫瘍マーカー". 臨床検査データブック2019-2020. 高久史麿監修. 東京, 医学書院, 2019, 657-8.
3) 三橋知明編. 前掲書1), 1010-3.
4) 清野裕ほか編. "術前・術後の栄養療法". NST臨床栄養療法スタッフマニュアル. 東京, 医学書院, 2009, 536-41.

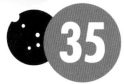 35 腫瘍マーカー（CEA）

東京医科大学腎臓内科学分野准教授 長岡由女
なが おか・ゆめ

検査からわかること

がん胎児性抗原（CEA）は、胃や食道、大腸、皮膚、気管支などの正常組織に発現しています。これらの組織の良性および悪性疾患によって、CEA は上昇します。腫瘍マーカーというものの、悪性腫瘍のみで上昇するわけではないため、がんのスクリーニング検査として行われるのは不適切と考えられます。がんの血管浸潤や肝転移などで血中の CEA が著明に上昇しますので、治療前の予後予測因子として用いられます。大腸がん術後の経過観察では、CEA をモニタリングすることが、再発や転移の発見に有用です。また、化学療法の効果についても CEA の推移で評価できます。

基準値と異常値

測定キットにより基準値が異なります。代表的な基準値として EIA 法（酵素免疫測定法）5ng/mL 以下、2.5ng/mL 以下、CLIA 法（化学発光免疫測定法）5ng/mL 以下、RIA 法（放射性免疫測定法）2.5ng/mL 以下です。がんの術後経過観察や化学療法の効果判定についてCEA を評価する場合には、同一施設で同一の測定キットを使ってモニタリングすることが必要

です。他施設から紹介された患者の結果を評価するときは、どのような測定キットを使っているかを確認する必要があります。

CEA (ng/mL)	方針	可能性のある疾患・状態
＜ 2.5	基準値	－
2.5 ～ 5.0	境界領域	良性疾患、悪性疾患、加齢、喫煙者
5.0 ～ 10.0	悪性疾患を疑って精査	悪性疾患、良性疾患、喫煙者の一部
＞ 10.0	悪性疾患を強く疑って精査	悪性疾患

検査値の見方

異常値を呈していても、低値の場合には良性疾患の可能性が高いため、がんを疑いつつ慎重に検査を行う必要があります（表）。がんが強く疑われ、CEA も高値を呈している場合には、ほかの腫瘍マーカーと組み合わせて測定すると、診断率が上昇する可能性があります。また、積極的に内視鏡検査や超音波検査、CT 検査などの画像検査を行い、原発臓器や組織型を診断する必要があります。大腸がんの術後や化学療法を施行している場合には、経時的な検査において徐々に上昇してきたら、局所再発や肝転移、

悪性疾患陽性率	50 ～ 70%	大腸がん、膵がん、胆管がん、肺がん
	30 ～ 50%	食道がん、胃がん、乳がん、子宮がん、卵巣がん、泌尿器がん
良性疾患		肝炎、肝硬変症、閉塞性黄疸、膵炎、潰瘍性大腸炎、胃潰瘍、糖尿病、膠原病、慢性肺疾患、甲状腺機能低下症、腎不全、加齢、長期喫煙

腹膜転移が強く疑われるため、積極的な検査が必要となります。

栄養管理と栄養指導

CEAを測定している頻度が多い、大腸がんの外科的手術後の栄養管理について説明します。大腸がんの術後は1～3ヵ月程度、腸の動きが弱く、腸閉塞が起こりやすくなります。したがって、術後3ヵ月程度は食物繊維の多い食品は控えましょう。また、大腸は便のなかから水分やミネラルを吸収するはたらきをしています。したがって、切除された部分や範囲の広さにより、水分やミネラルの吸収が十分でなくなり、下痢をしやすくなります。下痢や便秘気味の場合には、水分を十分に摂取しましょう。食事を食べるときにゆっくりとよくかんで食べること

も効果的です。よくかむことで、唾液や胃腸の消化液がたくさん分泌されます。腸のなかでガスを発生させやすい食品や、刺激が強い食品も控えめにしたほうがよいでしょう。術後1年程度で徐々にもとの食生活に戻していくことができます。規則正しくバランスのよい食事を心がけることは続けるように伝えます。

引用・参考文献
1) 三橋知明編. "腫瘍マーカー". 臨床検査ガイド2015年改訂版：これだけは必要な検査のすすめかた・データのよみかた. 東京, 文光堂, 2015, 968-70.
2) 黒川清ほか編. "腫瘍マーカー". 臨床検査データブック 2019-2020. 高久史麿監修. 東京, 医学書院, 2019, 652-4.
3) 国立がん研究センターがん対策情報センター. 大腸がん（結腸がん・直腸がん）. (https://ganjoho.jp/public/cancer/colon/follow_up.html, 2020年2月閲覧).

36 ビタミンB群

東京医科大学腎臓内科学分野主任教授／東京医科大学病院副院長

かんの・よしひこ
菅野義彦

検査からわかること

血中濃度の測定により、体内の過剰・欠乏の判断根拠となります。

基準値と異常値

ビタミン	化合物名	基準値**	おもな欠乏症	おもな過剰症
B1	チアミン	20～50 ng/dL	脚気、脚気心、ウェルニッケ脳症	皮膚炎
B2	リボフラビン	66～111 ng/mL	皮膚炎	なし
B3	ニコチン酸	2.9～7.1 µg/mL	ペラグラ（皮膚炎、下痢、認知症）	消化管、肝障害
B5	パントテン酸	0.2～1.8 µg/mL	末梢神経障害、皮膚炎	なし
B6	ピリドキサール	6～25 ng/mL	皮膚炎、貧血、脂肪肝、高ホモシステイン血症	感覚神経障害
B7	ビオチン	292～1,049 pg/mL	皮膚炎	不明
B9	葉酸	4.4～13.7 ng/mL	巨赤芽球性貧血、高ホモシステイン血症	なし
B12	シアノコバラミン*	260～1,050 pg/mL	悪性貧血、亜急性連合性脊髄変性症	なし

*ビタミンB12はヒトの体内ではメチルコバラミンおよび5-デオキシアデノシルコバラミンとして存在する
**文献1より抜粋

検査値の見方

血中ビタミン濃度が高値を来す場合には過剰摂取を示します。サプリメントを含むビタミン製剤の過剰摂取であることが多いため、確認が必要です。

低値を来す場合には欠乏状態を示します。欠乏症は摂取不足と考えがちですが、吸収障害の原因となる消化管手術などの既往に注意する必要があります。また、炎症性腸疾患に投与されるサラゾピリン®で葉酸欠乏性の巨赤芽球性貧血を呈するなど、薬剤の影響を受ける場合もあります。

栄養管理と栄養指導

ビタミンの血中濃度検査はルーチンで行われるものではなく、ある症状に対する検査を一通り行ったあとで、過剰症または欠乏症を証明するための確定診断として行うのが大多数です。そのため、診断の比較的後期に行われることが多く、診断的治療としてビタミン製剤が投与されてから診断されることも少なくありません。ウェルニッケ脳症や悪性貧血など、典型的な病歴が得られた場合には、比較的早期に欠乏症を想起しやすいのですが、医師が鑑別診断を考え

る際には、なかなか上位にあがってこないので、診断や対応は遅れがちです。とくに高齢者で摂食量の低下が継続している場合には、患者自身や家族、医師もそれに気づきにくく、欠乏症状だけが継続します。欠乏症の可能性について医師が気づかない限り、外来では管理栄養士が患者に接することは少ないので、対応までに時間がかかります。

一方、病棟では消化管の疾患などで末梢からの輸液のみが数日継続されている場合に欠乏症が発症します。経腸栄養、経静脈栄養の場合にはメニューを作成する際にビタミン製剤を含めることが多いのですが、末梢の輸液のみで禁食になっている場合にはビタミン製剤を含めないことが多いため欠乏症が発症します。とくに昨今は医療費の削減が求められているので、ビタミン製剤や微量元素は投与が減る傾向にあります。病棟に管理栄養士が常在しているか、こまめに訪問していると気づくことができます。

近年、葉酸欠乏と高ホモシステイン血症の関連について注目されています。葉酸が体内で変化した5-メチルテトラヒドロプテロイルグルタミン酸は、ホモシステインをメチオニンに変換する反応にかかわるため、葉酸欠乏は余剰による高ホモシステイン血症の原因となります。ホモシステインには動脈硬化促進作用や血栓形成刺激作用があるとされ、高ホモシステイン血症は、冠動脈疾患や脳梗塞など、動脈硬化性疾患の独立した危険因子であるという報告が多数あります。血漿ホモシステイン濃度はホモシステイン尿症や心疾患で測定することができます。

引用・参考文献
1) 黒川清ほか編. "ビタミン". 臨床検査データブック 2019-2020. 高久史麿監修. 東京, 医学書院, 2019, 222-7.

⑧ アルブミン（Alb）

☑ どんな検査なの？

　血液に含まれる蛋白質のうちもっとも多いのがアルブミン（Alb）です。アミノ酸などの栄養素を材料にして肝臓で合成されています。肝臓の機能や栄養状態を調べるために、採血検査で測ります。

☑ 基準値と異常値

　アルブミンの正常値は 4.1 〜 5.1g/dL です。アルブミンが低下しているときには、栄養障害や肝臓機能障害、ネフローゼ症候群（腎臓病）が考えられます。症状は、血管のなかに水分を正常に保つことができなくなり、手足のむくみや胸水（肺の周りに水がたまること）や腹水（お腹のなかに水がたまること）がみられるようになります。アルブミンが上昇しているときには、脱水があると考えられます。血液の水分が減少して濃縮されることにより起こります。症状としては、のどが渇いたり、脈拍が速くなったりします。

☑ 生活・食事で気をつけること

　肝臓病や腎臓病のときには、病気の治療を受けてください。アルブミンが低いからといって、たんぱく質をたくさん摂取することは、病気を悪くすることがあるためすすめられません。むくみがあるときには、食塩を控えめにすることでむくみの悪化を予防できることがあります。栄養が足りない状態のときには、たんぱく質の摂取を増やしましょう。栄養が足りない状態が長く続いたあとには、すぐに食事量を増やすことができないかもしれません。ビタミンやミネラルを積極的に摂取して、エネルギーとたんぱく質を徐々に増やしていきましょう。栄養が不足している場合には、動物性たんぱく質やかんきつ系の食品を利用して、食欲増進を図りましょう。米飯や野菜やくだものや豆類を摂取し、ビタミンやミネラルも補給してください。一つの食品に偏らないで、いろいろな食品を食べましょう。

東京医科大学腎臓内科学分野准教授　**長岡由女**（ながおか・ゆめ）

⑨ 血糖（Glu）／グリコヘモグロビン（HbA1c）

☑ どんな検査なの？

　検査に関連する疾患はおもに糖尿病です。検査の目的は、糖尿病の診断、糖尿病診断後の治療効果判定に使用します。方法は空腹時採血の血糖を測定し、10時間以上の絶食状態での採血が望ましいです。

☑ 基準値と異常値

　空腹時採血の血糖 70 〜 110mg/dL、HbA1c 4.6 〜 6.2％が基準値です。

　糖代謝異常を判定するためには、空腹時血糖値に加え、75g 経口ブドウ糖負荷試験（75gOGTT）で血糖値を測定します。異常値は空腹時採血で血糖 126mg/dL 以上または 75gOGTT の 2 時間後で血糖 200mg/dL 以上です。HbA1c は 6.5％以上で糖尿病型となります。血糖が上昇する疾患、病態はたくさんありますが、血糖と HbA1c の両方が上昇するのは糖尿病の場合がほとんどです。

☑ 生活・食事で気をつけること

　糖尿病の方は、高血圧をまねきやすいので、減塩が大切です。糖尿病は放置していると体のなかの細い血管に障害が起こります。糖尿病の三大合併症というのがあり、網膜症、腎症、神経障害です。進行すると、失明、腎不全による透析療法、足壊疽となります。

　食事はゆっくりとよくかみ、食べすぎを防ぎます。朝、昼、夕食の量を均等にして、規則正しく食べます。揚げるよりも、蒸す、網焼き、ゆでるなど調理法を工夫し、減塩を心がけましょう。いちばん大切なのはバランスですが、野菜や海藻類、きのこに含まれる食物繊維は糖質の吸収を緩やかにするので、おすすめです。控えたほうがよい食品は、スナック菓子、ファストフードです。脂質は、糖質よりも同じ量でエネルギー（カロリー）が高くなります。丼ものや揚げものはなるべく避けて、アルコールは適量を守りましょう。

第5章 血液生化学に関する検査

東京医科大学腎臓内科学分野助教　**鈴木梨江**（すずき・りえ）　　東京医科大学腎臓内科学分野准教授　**長岡由女**（ながおか・ゆめ）

⑩ 総コレステロール（Tcho）

☑ どんな検査なの？

コレステロールは、細胞やホルモン、脂肪の吸収を助ける胆汁酸の原料です。血液中には、いろいろなコレステロールがあり、それらをまとめて測定したのが、総コレステロール（Tcho）です。

☑ 基準値と異常値

異常値でもとくに自覚症状はありませんが、値が高いと、血管の壁にコレステロールがたまって血管がもろくなり、動脈硬化のリスクが高くなります。

高値	家族性高コレステロール血症、糖尿病、脂肪肝、ネフローゼ症候群、甲状腺機能低下症など
基準値	130 ～ 220mg/dL
低値	家族性無βリポ蛋白血症、慢性肝炎、肝硬変、吸収不良症候群、甲状腺機能亢進症など

☑ 生活・食事で気をつけること

「最近、太ってきたな」と感じたら注意が必要です。コレステロール値をよくするには、生活習慣の改善（運動、節酒、禁煙）が必要です。自宅ではコレステロール値を測定することができないので、体重やウエストサイズを測ることも一つの目安になります。食事は、食物繊維（野菜・きのこ・海藻など）やビタミンを多く摂取して、動物性脂肪や甘いものは控えましょう。主食は、精白度の低いもの（玄米や全粒粉パン、雑穀を混ぜるなど）がおすすめです。油を控えた調理を心がけましょう（◎煮もの・蒸しもの・ゆでもの・素焼きなど、×揚げもの・油炒めなど、洋食よりも和食）。早食いやドカ食い、ながら食いを避け、よくかんで食べましょう。野菜類や汁ものから先に食べはじめるなど、食べる順番も工夫しましょう。

東京医科大学腎臓内科学分野助教　**知名理絵子**（ちな・りえこ）

⑪ 中性脂肪／トリグリセリド（TG）

☑ どんな検査なの？

トリグリセリドは動脈硬化の危険因子であり、食後4〜6時間をピークに上昇し、食事によって大きく左右されます。空腹時値を検査するため、12時間以上の絶食をしたうえで、早朝の採血が望ましいです。

☑ 基準値と異常値

高値	肥満、糖尿病、急性膵炎、甲状腺機能低下症など
基準値	男性 40〜234mg/dL、女性 30〜117mg/dL
低値	甲状腺機能亢進症、吸収不良症候群、肝硬変など

☑ 生活・食事で気をつけること

高トリグリセリド血症と指摘されたときに気をつけることは3つあります。①炭水化物（糖質）の摂取を控えること、②アルコールの過剰摂取をやめること、③さばやいわしなどの青魚に豊富に含まれる n-3 系多価不飽和脂肪酸の摂取を増やすことです。炭水化物のエネルギー摂取量を控えて、たんぱく質や食物繊維などで不足分のエネルギーを補うようにしましょう。アルコールはトリグリセリド値を上げる要因になるため、飲酒量を控えてください。n-3 系多価不飽和脂肪酸はトリグリセリド値を下げる効果があるため、積極的に摂取するようにしましょう。

●おすすめの食品：さば、いわしなど。

●控えたほうがよい食品：アルコール、お菓子、糖分（炭水化物、糖質）が多いものなど。

東京医科大学腎臓内科学分野 よしだ・ようすけ **吉田洋輔**　　東京医科大学腎臓内科学分野助教 ちな・りえこ **知名理絵子**

⑫ HDL コレステロール（HDL-C）／ LDL コレステロール（LDL-C）

☑ どんな検査なの？

HDL-C は善玉コレステロール、LDL-C は悪玉コレステロールです。どちらもコレステロールいう脂質の一種ですが、動脈硬化の予防には、善玉を増やし、悪玉を減らすことが大切です。

☑ 基準値と異常値

異常値が出てもとくに自覚症状はありませんが、無治療のままでいると、動脈硬化がすすんで、狭心症や心筋梗塞、脳梗塞の原因となります。

HDL-C	高値	家族性 CETP 欠損症、長期多量飲酒など
	基準値	40 〜 65mg/dL
	低値	糖尿病、肥満、肝硬変、運動不足、喫煙など

LDL-C	高値	家族性高コレステロール血症、糖尿病、肥満、ネフローゼ症候群、甲状腺機能低下症など
	基準値	60 〜 140mg/dL
	低値	慢性・急性肝炎、肝硬変、吸収不良症候群、甲状腺機能亢進症など

☑ 生活・食事で気をつけること

異常値が出たときは、生活習慣の改善（運動、節酒、禁煙）が必要です。自宅ではコレステロール値の測定はできないので、体重やウエストサイズの測定が一つの目安になります。おすすめ食品は、食物繊維が豊富なもの（野菜、きのこ、海藻など）や青魚（いわし、さばなど）です。脂身の少ない赤身肉、体によい油（植物性の油、魚の油）を摂取しましょう。ただし、油はカロリーが高いのでとりすぎに注意が必要です。主食は精白度の低いもの（玄米や全粒粉パン、雑穀を混ぜるなど）がおすすめです。動物性脂肪（バターやラードなど常温で固形の脂）や脂身の多い肉や加工肉（ウインナーやベーコン）、甘いものは控えましょう。

ちな・りえこ
東京医科大学腎臓内科学分野助教　**知名理絵子**

⑬ ガンマ・グルタミルトランスフェラーゼ（γ-GT ／ γ-GTP）

☑ どんな検査なの？

γ-GT は、グルタチオンというアミノ酸を代謝する酵素の一つです。肝臓や胆管に含まれていて、肝臓や胆道系の病気で増加します。肝臓に異常がなくても飲酒やある種の薬によっても増加することがあります。

☑ 基準値と異常値

女性では男性より低い値になります。基準値より低くてもあまり病的意義はありません。
- 基準値：男性 10 〜 50IU/L、女性 9 〜 32IU/L。
- γ-GT が増加する原因：アルコール性肝障害、胆汁うっ滞、閉塞性黄疸、脂肪肝（非アルコール性含む）、慢性肝炎、肝硬変、肝細胞がんなど、薬剤の影響。

☑ 生活・食事で気をつけること

アルコールを飲むと増加することがあります。値が高い場合はアルコールの摂取を 2 〜 3 週間ほど控えて、低くなるかどうか試してみてください。γ-GT の検査だけで病気を予測することは少なく、通常はほかの採血のデータ（AST、ALT、ALP など）との組み合わせで評価します。ほかの数値も一緒に増加しているようであれば、医師に相談して原因を評価してもらいましょう。脂肪肝などを指摘されているようであれば、脂質や糖分を控えたりする必要があるかもしれません。
- 控えたほうがよい食品：アルコール。

少し控えてみましょう

東京医科大学腎臓内科学分野助教　みやおか・よしたか　**宮岡良卓**

⑭ クレアチニン（Cre）

☑ どんな検査なの？

　クレアチニン（Cre）は、筋肉でつくられる老廃物です。腎臓が血液を濾過することで、クレアチニンを体外に出し続けています。腎臓の機能が悪くなると、濾過を受けるクレアチニンが減ってたまっていくので増加していきます。つまり、クレアチニンの値が高いときは腎不全を疑います。

☑ 基準値と異常値

高値・増加	慢性腎不全、腎機能の悪化（急性腎不全、慢性腎不全の増悪、腎血流の低下：脱水症など）、筋肉量の増加、一部の薬剤、たんぱく質の過剰摂取後
正常	男性 0.65 ～ 1.09mg/dL 女性 0.46 ～ 0.82mg/dL
低値・減少	腎機能の改善、筋肉消耗、下肢切断、腎血流の増加、妊娠中

☑ 生活・食事で気をつけること

　クレアチニン値は動物性たんぱく質を食べることが影響して、腎機能とは関係なく増加することがあります。検査は空腹で行うこと、過剰なたんぱく質摂取は控えることなど、注意が必要です。また、筋肉トレーニングで筋肉量が増えても、値が増加することがあります。トレーニングに伴うサプリメントの摂取などが影響する場合もあるので、使用している場合は医師に伝えてください。蛋白尿が陽性の方や腎機能が悪いといわれている方は、過剰なたんぱく質摂取が腎臓によくない場合もあるので医師に相談しましょう。

●検査時に控えたほうがよい食品：動物性たんぱく質の摂取、クレアチンサプリメントの過剰摂取。

●CKDでは控えたほうがよい食品：食塩、たんぱく質の過剰摂取。

東京医科大学腎臓内科学分野助教　**宮岡良卓**（みやおか・よしたか）

⑮ クレアチニン・クリアランス（CCr）

☑ どんな検査なの？

　クレアチニン・クリアランス（CCr）は、腎臓のパワーである糸球体濾過量（GFR）を測定した値です。検査の特性上、本来のGFRより高い値に出てしまうことがあるので注意が必要です。24時間にわたって尿をためて行う蓄尿検査をする必要があるため、少し手間がかかりますが、自分の腎臓のより正確なパワーを知りたい方は、ぜひ行ってみてください。

☑ 基準値と異常値

正常	≧91mL/分	―
低値	＜90mL/分	腎機能低下、急性腎不全、慢性腎不全
	71～90mL/分	軽度低下
	51～70mL/分	中等度低下
	31～50mL/分	高度低下
	1～30mL/分	腎不全

☑ 生活・食事で気をつけること

　本当の腎機能（GFR）よりも少しよい値が出てしまうことがあるため、ぬか喜びにならないように注意しましょう。検査を行ったら医師に確認するようにしてください。低下している方は、腎機能が悪い可能性があります。注意すべきことは腎機能が悪くなったスピードや原因によって異なりますが、慢性腎臓病（CKD）といわれている方の食事は、過剰なたんぱく質や食塩は控える必要があります。ただし、全員が必要なわけではありません。医師や薬剤師に確認するようにしてください。

●CKDでは控えたほうがよい食品：食塩、たんぱく質の過剰摂取。

東京医科大学腎臓内科学分野助教　みやおか・よしたか　**宮岡良卓**

⑯ 推算糸球体濾過量（eGFR）

☑ どんな検査なの？

腎臓は 24 時間 365 日、私たちの体内の血液を絶え間なく濾過して、老廃物を取り除いている縁の下の力もちです。血液を処理できる量＝老廃物を除去できる量です。この処理量が GFR であり、腎臓のパワーにあたります。

☑ 基準値と異常値

≧ 90mL/ 分 /1.73m^2	正常または高値	蛋白尿や画像上腎臓の異常などがあれば CKD ステージ G1
60 〜 89mL/ 分 /1.73m^2	正常または軽度低下	蛋白尿や画像上腎臓の異常などがあれば CKD ステージ G2
45 〜 59mL/ 分 /1.73m^2	軽度〜中等度低下	CKD ステージ G3a
30 〜 44mL/ 分 /1.73m^2	中等度〜高度低下	CKD ステージ G3b
15 〜 29mL/ 分 /1.73m^2	高度低下	CKD ステージ G4
＜ 15mL/ 分 /1.73m^2	末期腎不全	CKD ステージ G5

☑ 生活・食事で気をつけること

慢性腎臓病（CKD）の方は、腎臓に負担をかけるという意味では、食塩やたんぱく質の過剰摂取は好ましくありません。また、腎臓が悪くなるにしたがって、心筋梗塞や狭心症、脳梗塞といった心血管病になりやすいといわれています。動脈硬化に加担する食塩はどの段階でも避けるのがよいでしょう。ただし、CKD のステージや蛋白尿の状態、年齢によっては、食事制限をする必要がない場合や不適切な食事制限が栄養状態を悪くしてしまう場合もあります。自身に合った食事療法を行ってもらう必要があるので、気になったら医師や管理栄養士に相談してください。

● CKD では控えたほうがよい食品：食塩、たんぱく質の過剰摂取。

東京医科大学腎臓内科学分野助教 みやおか・よしたか 宮岡良卓

⑰ 血中尿素窒素（BUN）

☑ どんな検査なの？

　体を構成する蛋白質や食事のたんぱく質が体内で分解されて生じたアンモニアが、最終的には肝臓の尿素回路で代謝されて、窒素を含む尿素となります。血中に放出された尿素窒素を血中尿素窒素（BUN）といいます。BUN 値はおもにたんぱく質の摂取量や体内での合成と分解、腎機能の影響がわかります。

☑ 基準値と異常値

　尿素窒素は腎臓より排泄されるため、腎機能が低下すると BUN は上昇します。BUN の異常はおもに腎からの排泄異常（腎機能）を反映しますが、脱水、心不全、高たんぱく食、消化管出血、肝不全など、腎以外の因子にも強く影響を受けるため、BUN が異常値を示す場合には、精密検査が必要となります。また、薬剤でも高値・低値のどちらの異常値も示す可能性があります。

☑ 生活・食事で気をつけること

　たんぱく質と非たんぱく質の食事をバランスよく、適切な量を摂取することが重要です。腎機能障害のある方は、たんぱく質の過剰摂取を避ける必要がありますが、エネルギーやたんぱく質は適量をしっかりととらないと、痩せたり筋力が低下したりして体に負担がかかります。

　たんぱく質が多く含まれる食品としては、主菜となる肉、魚、卵以外に、豆腐・納豆などの大豆製品や牛乳・ヨーグルト・チーズなどの乳製品があります。腎機能障害患者では過剰摂取を避ける必要があります。また、たんぱく質を含まないエネルギー源となる食品としては、砂糖、油脂類、でんぷん製品（はるさめ、かたくり粉、くずきりなど）、医療用特殊食品の MCT オイル、粉飴などがあります。たんぱく質制限を行う場合には、主食とあわせてエネルギー源となる食品をうまく取り入れてエネルギー不足に気をつけましょう。

東京医科大学腎臓内科学分野講師　**長井美穂**（ながい・みほ）

⑱ 尿酸（UA）

☑ どんな検査なの？

　尿酸（UA）は、体内で「プリン体」という物質が細胞の新陳代謝やエネルギーの消費に使われ、分解されることによってできる老廃物です。プリン体の約80％は体内でつくられ、残りの20％は食事をとおして摂取されます。産生と排泄のバランスがくずれると、尿酸が増えすぎて高尿酸血症になります。

☑ 基準値と異常値

　基準値は男性3～7mg/dL、女性2～7mg/dLで、7.0mg/dL以上を高尿酸血症と呼びます。高尿酸血症には、尿酸がつくられすぎる「産生過剰型」、排泄されにくい「尿酸排泄低下型」、両者の「混合型」の3つのタイプがあります。食事や腎機能の影響、脱水や過度の運動、大量飲酒などの影響のほか、血液のがん、体の組織が破壊されたとき、抗がん薬などの薬剤の影響でも尿酸は増加します。

☑ 生活・食事で気をつけること

　プリン体の摂取量は1日400mgまでに控えましょう。水やお茶などの糖分を含まない水分をしっかりと摂取し、適度な運動や、規則正しい食生活で適正体重を目指しましょう。尿酸値が高い状況が続くと、尿酸の結晶が関節や腎臓にたまって、痛風（痛みや発赤を伴う痛風関節炎）だけではなく、腎障害（慢性腎臓病）や尿路結石などの合併症をまねきます。また、高尿酸血症は、高血圧や糖尿病、脂質異常症などの生活習慣病を合併することもあります。

　プリン体の多い食品は、レバー、白子やあん肝などの内臓類、魚の干ものなどです。アルコールは尿酸の産生を促進し、尿から排泄されるのを妨げるため、飲酒は適量にしましょう。とくにビールはプリン体を多く含みます。また、尿をアルカリ化することで、尿酸が溶けやすくなり、排泄を促進します。わかめやひじきなどの海藻類やきのこ類、野菜類などを摂取しましょう。

東京医科大学腎臓内科学分野講師　**長井美穂**（ながい・みほ）

⑲ カリウム（K）

☑ どんな検査なの？

カリウムは筋肉や神経のはたらきを正常に保ち、心臓の収縮ともかかわりのある重要なミネラルの一つです。カリウムはおもに尿から排泄されます。腎臓病があると尿からの排泄が減少し、体内に蓄積されやすいため注意が必要です。

☑ 基準値と異常値

●基準値：3.5 〜 5.0mEq/L

●高値：≧ 5.1mEq/L

・疾患：カリウムを含む飲食物の過剰摂取、薬剤（一部の降圧薬）の副作用、アシドーシス（血液が酸性に傾く状態）、アジソン病や下垂体機能不全など。

・症状：手先や口唇の痺れ、筋力低下、不整脈、心停止。

●低値：< 3.5mEq/L

・疾患：嘔吐や下痢、カリウム摂取不足、アルカローシス（血液がアルカリ性に傾く状態）、原発性アルドステロン症、漢方薬。

・症状：四肢麻痺、呼吸筋麻痺、不整脈。

☑ 生活・食事で気をつけること

カリウム値が高い方は、カリウムが多く含まれる食品のとりすぎに注意が必要です。カリウムは細胞のなかに含まれ、水に溶ける性質があるため、食材は生ではなく、切って水にさらしたり、ゆでこぼしてカリウムを減らしてから摂取しましょう。電子レンジや蒸し器での加熱だけではカリウムは除去されないので注意が必要です。カリウムが多い食材でもまったく食べられないわけではなく、頻度と摂取量を減らして過剰摂取を防ぐことが大切です。

●カリウム値が高いときに控えたほうがよい食品：くだものや野菜ジュース、生くだもの（缶詰はシロップを除けば食べてもよい）、生野菜、いも類、豆類。

東京医科大学腎臓内科学分野　**永井麻梨恵**（ながい・まりえ）　　東京医科大学腎臓内科学分野助教　**知名理絵子**（ちな・りえこ）

第5章 血液生化学に関する検査

20 カルシウム（Ca）

☑ どんな検査なの？

カルシウム（Ca）は、おもに骨や歯を形成しているミネラルです。体内では血液中と骨、歯、筋肉などのなかでバランスがとられています。骨や腎臓、副甲状腺ホルモンが関連してカルシウムを調節しているため、骨や腎臓、副甲状腺の病気を調べるために血液検査で測定します。

☑ 基準値と異常値

カルシウムの正常値は 8.6 ～ 10.0mg/dL です。血液中では約 50% はアルブミン（Alb）と結合しているので、アルブミンが低いときにはカルシウムも低くなってしまうため、以下の式で補正カルシウムを計算します。

●補正 Ca 濃度（mg/dL）＝ Ca（mg/dL）＋（4 － Alb 濃度〔g/dL〕）

カルシウムが高くなる疾患は、副甲状腺機能亢進症、悪性腫瘍、薬剤の副作用などです。症状は、全身倦怠感やのどの渇き、吐き気などです。カルシウムが低くなる疾患は、副甲状腺機能低下症、慢性腎不全、薬剤の副作用などです。症状は、手の筋肉がこわばったり、しびれたりすることがあります。

☑ 生活・食事で気をつけること

カルシウムが高くなると、尿が多く出てしまい脱水になりやすいです。水分を多くとるようにしてください。市販のビタミン剤などが原因となることがありますので、ビタミン D を含むサプリメントなどは中止してください。カルシウムが低下していたら、骨粗鬆症が進行する可能性があります。カルシウムやミネラルを多くとるようにしてください。骨を強くするためには、ビタミン D やビタミン K も重要です。また、骨粗鬆症を予防するには日光を浴びることと適度な運動が必要です。骨粗鬆症の治療や予防のためには、カルシウムを多く含む牛乳や乳製品、小魚、緑黄色野菜がおすすめです。アルコール類やカフェインを多く含む食品や、食塩の過剰摂取は控えましょう。

東京医科大学腎臓内科学分野准教授　ながおか・ゆめ　**長岡由女**

㉑ リン（Pi）

☑ どんな検査なの？

　リンは十大元素の一つで生命活動に不可欠です。細胞膜や遺伝子の構成成分であるほか、エネルギー運搬や、骨を構成する成分として骨をかたく・強くするはたらきがあります。血清のリン濃度を検査することで、栄養状態や腎臓や消化管の機能、ホルモンなどのバランスなどが正常かどうかを確認します。

☑ 基準値と異常値

　リンが低いと、栄養不足や腎臓病（腎尿細管障害など）、腸管の異常（吸収不良症候群など）の可能性があります。低い状態が続くと細胞機能が低下し、全身の神経や心臓、筋や骨格などに異常を来します。リンが高いと、リンの過剰摂取や腎臓病（慢性腎不全など）、腸管や体内のホルモンに異常がある可能性があります。リンが高くても典型的な症状はありませんが、長期間続くと動脈硬化や臓器石灰化、骨粗鬆症が進行し、心血管系死亡のリスクファクターになります。

☑ 生活・食事で気をつけること

　リン摂取の目安量は、成人男性1,000mg/日、成人女性800mg/日です。耐容上限量は3,000mg/日ですので、過剰摂取にならないように気をつけましょう。偏った食事をするとリンが高くなりやすいです。とくに、腎臓病（慢性腎不全や急性腎不全など）の方は尿からの排泄が低下し、リンが高くなりやすいです。たんぱく質の多い食品にはリンも多く含まれています。

●控えたほうがよい食品：乳製品（牛乳、ヨーグルト、チーズなど）、卵（鶏卵、いくらなど）、レバーなどの内臓、魚の干ものや小魚、加工食品（ハム、ソーセージ、練りものなど）、雑穀類（ナッツなど）、食品添加物（炭酸飲料、インスタントめん、コンビニ弁当など）。

東京医科大学腎臓内科学分野　もりかわ・あつこ　**森川敦子**　　東京医科大学腎臓内科学分野講師　ながい・みほ　**長井美穂**

第5章　血液生化学に関する検査

MEMO

第6章

尿検査

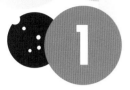

1 新鮮尿検査 （pH、ケトン、糖、蛋白）

東京医科大学腎臓内科学分野主任教授／東京医科大学病院副院長
かんの・よしひこ
菅野義彦

検査からわかること

　定性検査（主として試験紙法）では、腎・泌尿器領域疾患のスクリーニングができます。定量検査では、尿蛋白、食塩摂取量などの推定値が算出できます。特殊な検査として、培養では尿路感染の原因菌を推定、顕微鏡で観察する沈渣では腎疾患、細胞診では尿路系悪性腫瘍の二次スクリーニングができます。

基準値と異常値

　定性検査には、比重、pH、蛋白、アルブミン、潜血、ブドウ糖、ケトン体、ウロビリノーゲン、ビリルビンなどがあります。ほとんどの項目では、陰性が基準値、±以上が異常値となりますが、それぞれ偽陽性を呈することがあるので、再検査が必要な場合もあります。尿比重は 1.009 〜 1.025 程度となり、これより高い（濃い）場合には糖尿病や脱水などが考えられます。低い（うすい）場合には腎不全や尿崩症など、尿の濃縮障害の可能性があります。pH は 4.0 〜 8.0 が正常範囲で、これより高い場合（アルカリ性）には尿路感染、低い場合（酸性）には腎不全などが考えられます。

検査値の見方

1 日尿蛋白推定量

　尿蛋白は運動や感冒罹患などでも陽性となりますので、早朝尿や体調のよい日に再検査を行い、それでも陽性であれば定量検査を行い、腎疾患をスクリーニングします。定量で 0.15g/gCre、0.5g/gCre を超えると、CKD の A ステージが上がり、予後が不良になりますので、腎疾患や高血圧、糖尿病治療の指標の一つとなります。

　尿潜血が陽性となった場合には、沈渣で腎疾患を、細胞診で尿路系悪性腫瘍の二次スクリーニングをします。ケトン体は絶食などの飢餓状態や糖尿病性ケトアシドーシスなどの重篤な状態で陽性となり、緊急の対応が必要になる場合があります。

● 1 日尿蛋白推定量（g/ 日）
　≒ 尿蛋白 / クレアチニン比（g/gCre）

1 日食塩摂取量の推定

　1 日食塩摂取量の推定には 3 つの式が用いられています。いずれも誤差がありますので、あくまで目安として、患者や施設の事情に合わせて使いやすいものを使いましょう（表）。

【田中法】
24 時間尿 Na 排泄量（g/ 日）
＝ 21.98 ×〔随時尿 Na（mEq/L）/ 随時尿 Cre（mg/dL）/10 × 24 時間尿 Cre 排泄量予測値〕$^{0.392}$
推定 1 日食塩摂取量（g/ 日）＝ 24 時間尿 Na 排泄量（mEq/ 日）÷ 17
＊ 24 時間尿 Cre 排泄量予測値（mg/ 日）
＝ 体重（kg）× 14.89 ＋ 身長（cm）× 16.14 － 年齢 × 2.04 － 2244.45

【川崎法】
24 時間尿 Na 排泄量（g/ 日）
＝ 16.3 ×〔起床後第 2 尿 Na（mEq/L）/ 起床後第 2 尿 Cre（mg/dL）/10 × 24 時間尿 Cre 排泄量予測値〕$^{0.5}$
＊ 24 時間尿 Cre 排泄量予測値（mg/ 日）
・女性 ＝ － 4.72 × 年齢 ＋ 8.58 × 体重（kg）＋ 5.09 × 身長（cm）－ 74.5
・男性 ＝ － 12.63 × 年齢 ＋ 15.12 × 体重（kg）＋ 7.39 × 身長（cm）－ 79.9

【INTERSALT formula】
男性 ＝ 23 ×［25.46 ＋〔0.46 × 随時尿 Na（mEq/L）〕］－〔2.75 × 随時尿 Cre（mmol/L）〕－〔0.13 × 随時尿 K（mEq/L）〕＋〔4.10 × BMI（kg/m^2）〕＋ 0.26 × 年齢（y）
女性 ＝ 23 ×［5.07 ＋〔0.34 × 随時尿 Na（mEq/L）〕］－〔2.16 × 随時尿 Cre（mmol/L）〕－〔0.09 × 随時尿 K（mEq/L）〕＋〔2.39 × BMI（kg/m^2）〕＋ 2.35 × 年齢（y）－〔0.03 × 年齢^2（y）〕

＊クレアチニン（Cre）のモル換算は 1mg/dL ＝ 0.0884mmol/L

栄養管理と栄養指導

　尿検査といえば尿糖と尿蛋白が重要でしたが、現在、尿糖で糖尿病を評価することは少なくなりました。また、SGLT2 阻害薬を服用すると尿糖は陽性になりますので、治療の指標としてもその役割は小さくなっています。むしろ、糖尿病患者では合併症である腎症の初期症状として尿微量アルブミンや尿蛋白を検出することが重要とされています。尿蛋白は、糖尿病を含む何らかの腎障害で検出されますが、量によって腎予後が変わるので（**110 ページ表**参照）、かならず定量検査をして、変化を把握します。

　高尿酸血症の管理では pH が重要です。尿酸値を低下させるためには摂食量の調整も大切ですが、糖尿病や脂質異常症の食事療法と異なり、尿酸の排泄量を増加させるほうが効果があります。尿酸は尿に溶けて体外に排泄されますが、同じ尿量であれば pH が高いほうが溶解度が上がります。高すぎても尿路結石の原因となりますので pH6.0 〜 7.0 が推奨されています。これを維持できるように野菜やくだものの摂取を調整します。

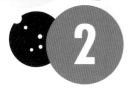

蓄尿検査
（食塩・推定たんぱく質摂取量）

東京医科大学腎臓内科学分野主任教授／東京医科大学病院副院長　**菅野義彦**
かんの・よしひこ

検査からわかること

　尿量により水分摂取量、生化学的分析により食塩やたんぱく質などの摂取量を推定できます。また、正確な腎機能を測定することができます。

基準値と異常値

基準値	尿量	1,000～2000mL/日
	尿蛋白	0.15g/日未満
	尿中尿素窒素	12～26g/日
	尿中ナトリウム	110～250mEq/L
	尿中クレアチニン	1～2g/日

検査値の見方

　蓄尿検査による食塩・推定たんぱく質摂取量の算出式は表のとおりです。Maroniの式は窒素出納が0を前提とした式なので、実際の摂取量が少ない場合、とくに低たんぱく食を高いアドヒアランスで行っている場合に、摂取量が過大評価される可能性があります。実際の食事内容を聞きとり、解析結果と合わせて評価する必要があります。

　そのほか、濃度と尿量から、カリウム摂取量やリン摂取量を推定することができます。蓄尿は内分泌疾患の検査としても用いられます。褐色細胞腫やクッシング病、神経芽腫、そのほかの内分泌腫瘍などを疑った場合に24時間のホルモン排泄量を測定しますが、その際はあらかじめ容器に添加剤を加えてpHを酸性に保つ処理が必要な場合があります。

栄養管理と栄養指導

　蓄尿検査からは、ほかではわからないさまざまな情報を得ることができます。とくに管理栄養士にとっては、摂取量を科学的に推定できる唯一の方法であり、栄養管理や指導に際して大きな助けになります。また、腎臓の機能（内因性クレアチニン・クリアランス）や状態（尿蛋白量）を正確に把握することができるため、病態の理解にも有効です。随時尿からも同様の情報は得られますが、尿中物質の濃度は日内変動が非常に大きいので、精度の高い情報が得られる蓄尿検査が望ましいといえます。しかし、24時間すべての尿を貯留するために検査日には生活制限（家から離れられない）がかかること、同居者に迷惑がかかることなどの欠点があります。また、高齢者では1～2回で捨ててしまっ

内因性クレアチニンクリアランス（mL/min）
＝ 尿中クレアチニン濃度（mg/dL）× 尿量（mL/min）× 1.73/ 血清クレアチニン濃度（mg/dL）× 体表面積（m²）
体表面積（m²）（新谷による日本人用の式）＝ 体重（kg）$^{0.425}$ × 身長（cm）$^{0.725}$ × 0.007358
尿蛋白量（g/ 日）＝ 尿中蛋白濃度×尿量
食塩摂取量（g/ 日）≒ 尿中ナトリウム排泄量 ＝ 尿中ナトリウム濃度（mEq/L）× 尿量（L/ 日）/17
＊17 は mEq を g に換算する係数
たんぱく質摂取量（g/ 日）（Maroni の式）
≒ ［1 日尿中尿素窒素排泄量（g）＋ 0.031（g/kg）× 体重（kg）］× 6.25 ＋ 尿蛋白量（g/ 日）

たり、若年者では水分摂取量が少なかったり、生活のリズムが合わないなど、かならずしも正確な情報が得られないこともあります。尿中クレアチニン量でこれらを推定することができますが、一度行ってすべてを決めるのではなく、可能であれば定期的に行って変化も合わせて評価するべきであると思われます。蓄尿を一度行った際に随時尿の測定も行い、その後は随時尿の検査を指標とすることも可能であると思います。また、採取した尿の一部を採取、貯留できる容器（ユリンメート®など）もありますので、患者の生活に適した方法をすすめて、できるだけ蓄尿のデータを取得するための工夫をしましょう。

入院して行えばこれらの問題はある程度解決されますが、近年では院内感染防止の観点から個室床以外での蓄尿を制限する施設が多くなっています。

きちんとした報告はありませんが、食塩やたんぱく質の摂取量は、尿をためている 24 時間のものではなく、その 2 ～ 3 日前の平均摂取量を示しているようです。

第6章 尿検査

索引

★増刊への感想・提案

　このたびは本増刊をご購読いただき、まことにありがとうございました。編集部では今後も、より皆さまのお役に立てる増刊の刊行を目指してまいります。つきましては本書に関するご感想・ご提案などがございましたら、当編集部までお寄せください。また、掲載内容につきましてのご質問などがございましたらお問い合わせください。

★連絡先

〒532-8588　大阪市淀川区宮原 3-4-30 ニッセイ新大阪ビル 16F
株式会社メディカ出版「Nutrition Care 編集部」
E-mail：nutrition@medica.co.jp

The Japanese Journal of Nutrition Care　ニュートリションケア 2020 年春季増刊（通巻 156 号）

見方がわかれば味方になる！
栄養指導にいかす検査値の読みとりポイント

2020 年 5 月 1 日　第 1 版第 1 刷発行	監　修　菅野 義彦
2024 年 10 月 10 日　第 1 版第 6 刷発行	編　集　長岡 由女・宮澤 靖
	発 行 人　長谷川 翔
	編集担当　奥村弥一・西川雅子
	編集協力　加藤明子
	組　版　稲田みゆき
	発 行 所　株式会社メディカ出版
	〒532-8588　大阪市淀川区宮原 3-4-30
	ニッセイ新大阪ビル 16F
	編集　　　　　　電話：06-6398-5048
	お客様センター　電話：0120-276-115
	E-mail　nutrition@medica.co.jp
	URL　https://www.medica.co.jp
	広告窓口　総広告代理店 （株）メディカ・アド 電話：03-5776-1853
	デザイン　大西由美子（バウスギャラリー）
	イラスト　中村恵子
定価（本体 2,800 円＋税）	印刷製本　株式会社シナノ パブリッシング プレス

ISBN978-4-8404-7145-9

乱丁・落丁がありましたら、お取り替えいたします。
無断転載を禁ず。
Printed and bound in Japan